“十二五”国家科技支撑计
中成药安全合理用药评价和

滋补药
安全用药手册

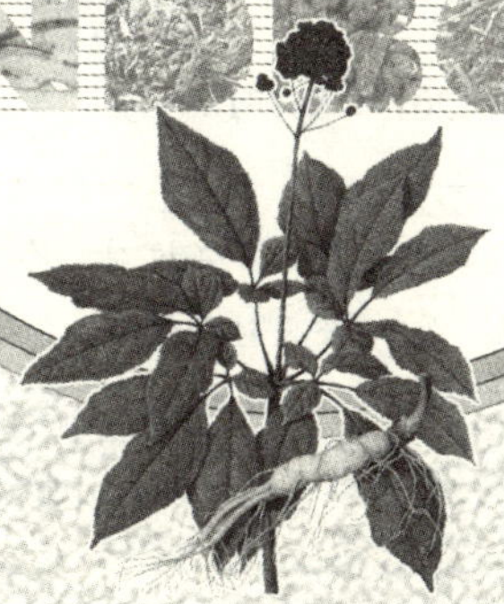

中华中医药学会 组 编
曹俊岭 李国辉 主 编

科 学 出 版 社
北 京

内 容 简 介

本书是“十二五”国家科技支撑计划重点课题“中成药安全合理用药评价和干预技术研究与应用”的研究成果之一。全书分为两部分，总论部分从中成药的源流、剂型、类别、应用、管理等方面进行系统介绍。各论部分就一些常见的滋补药展开具体的介绍。本书简单易懂，操作性强，利于大众接受和理解，同时具有专业严谨性，也可供医务人员进行安全合理用药科普相关知识的培训。

图书在版编目 (CIP) 数据

滋补药安全用药手册 / 曹俊岭，李国辉主编：中华中医药学会组编.
—北京：科学出版社，2015.6
“十二五”国家科技支撑计划重点课题
ISBN 978-7-03-045066-1

Ⅰ.滋… Ⅱ.①曹… ②李… ③中… Ⅲ.补益药－手册 Ⅳ.R286.79-62

中国版本图书馆CIP数据核字(2015) 第131889号

责任编辑：鲍 燕 / 责任校对：蒋 萍
责任印制：肖 兴 / 封面设计：王 浩

科学出版社 出版
北京东黄城根北街16号
邮政编码：100717
http://www.sciencep.com

新科印刷有限公司 印刷
科学出版社发行 各地新华书店经销
*
2015年6月第 一 版 开本：B5（720×1000）
2015年6月第一次印刷 印张：6 1/4
字数：126 000

定价：25.00元

（如有印装质量问题，我社负责调换）

"十二五"国家科技支撑计划重点课题

中成药安全合理用药评价和干预技术研究与应用

总编委会

总主编

李俊德　曹正逵　谢　钟　洪　净

温长路

副总主编

王　奕　裴晓华　方建国　刘更生

编　委（按姓氏笔画排序）

王　奕　王小岗　方建国　刘更生

苏惠萍　李　怡　李邻峰　李国辉

李俊德　张书信　赵　丽　侯　丽

洪　净　徐荣谦　高　颖　曹正逵

曹俊岭　温长路　谢　钟　雷　燕

裴晓华　薛晓鸥　魏　玮

编委会办公室

郭希勇　郭继华

本书编委会

主　　编

曹俊岭　　李国辉

编写人员（按姓氏笔画排序）

闫加庆　　闫沛沛　　杨新建　　邹爱英

陈　伟　　赵华叶　　薛春苗

总 前 言

中医采用成药治病的历史非常悠久，内容十分丰富。在历代中医古籍记载的数以万计的方剂中，从剂型角度看有大量的成药方。即使是汤方，有许多也可以根据需要加工制作成成药。这些成药方经过长期的应用、积累、演变和发展，形成了丰富多彩的中成药种类。如大家熟知的六味地黄丸、大活络丹、藿香正气水、伤湿止痛膏等。我们现在所说的中成药，是指由国家相关部门批准生产的中药成品药，必须具备明确的药品名称、规格、组成（保密品种除外）、功效、适应证、用法、禁忌、注意事项、生产厂家、生产日期、有效日期、生产批号、批准文号等，产品说明名实相符。

中成药具有组方固定、用途明确、服用便捷、适用面广、性质稳定、易于贮存、携带方便等特点。既可备以应急，也便于长期服用。此外，中成药大都消除了汤剂的不良气味，减少了服药之苦，因而易于被患者接受。必须强调的是，中成药是中医防治疾病的重要方法之一，既要在中医理论指导下加工制作，也要在中医理论指导下正确使用。

本丛书既是“十二五”国家科技支撑计划重点课题“中成药安全合理用药评价和干预技术研究与应用”的研究成果，也为继续深化和促进安全用药知识教育与传播，为提高公众安全合理使用中成药的意识和水平，提供参考帮助。丛书定位于科普化，重点解决哪些是适宜向公众传播的用药知识，以及如何去传播这些知识。既可针对医务人员进行安全合理用药科普相关知识的培训，辅助医务工作者在日常药学服务过程中针对公众开展安全合理用药科普宣传；也能够供有一定知识水平的公众自主学习，提供安全合理用药的知识和实用技能。

本丛书的编写和组织工作，由中华中医药学会继续教育与科学普及部组织具有科普实践经验的药学专家和科普专家，将药学专业知识进行科普化加工编写而成，具有科学性、权威性、可读性和实用性。中华中医药学会继续教育与科学普及部，十分重视中医药行业公益性创新课题的研究与新成果的推广，多年来以“立足于中医，面向大众”为主要指导思想，积极参加科协组织的全国性科普活动，并发挥自身优势，通过举办科普讲座、编写科普书籍、开展健康咨询及义诊等多种形式，让中医走进千家万户，让百姓了解中医，认识中医。相信这部丛书的推出，一定会为中医药行业从业人员知识的丰富、为广大读者健康养生事业的推进、为中医药服务于国计民生的大局做出积极的贡献！

丛书总编委会

2015 年 5 月

目录

总论

中成药安全合理用药概述

中成药概说

1. 什么是中成药

中成药是根据中医成方将中药饮片加工制作的成品药，也就是通常所说的丸散膏丹等剂型的药物，如大家熟知的六味地黄丸、大活络丹、藿香正气水、伤湿止痛膏等。一般来说，中成药是与针对某人按照处方煎煮的汤药相对而言的，中成药提前制备而成，随时可用。

我们现在所说的中成药，是指由国家相关部门批准生产的中药成品药，必须具备明确的药品名称、规格、组成（保密品种除外）、功效、适应证、用法、禁忌、注意事项、生产厂家、生产日期、有效日期、生产批号、批准文号等，产品与说明名实相符。

中成药具有组方固定、用途明确、服用便捷、适用面广、性质稳定、易于贮存、携带方便等特点。既可备以应急，也便于长期服用。此外，中成药大都消除了汤剂的不良气味，减少了服药之苦，因而易于被患者接受。

但必须强调的是，中成药是中医防治疾病的重要方法之一，既要在中医理论指导下加工制作，也要在中医理论指导下正确使用。

2. 中成药发展简史

中医采用成药治病的历史非常悠久，内容十分丰富。在历代中医古籍记载的数以万计的方剂中，从剂型角度看有大量的成药方。即使是汤方，有许多也可以根据需要加工制作成成药。这些成药方经过长期的应用、积累、演变和发展，形成了丰富多彩的中成药种类。

中成药的起源现可以追溯到夏商时期，在甲骨文中就有以芳香药物酿制鬯酒的记载，既是最早的酒剂，也可以看作是具有保健作用的中成药。

长沙马王堆汉墓出土的《五十二病方》，记载了先秦时期用于治疗 52 种疾病的 283 个药方，尽管这些方剂还没有名字，但丸、散、饼、曲、酒、油膏、丹、胶等剂型已经具备了。

我国现存最早的医学典籍《黄帝内经》治病以针刺为主，其中还记载了 13 首方剂，其中 9 种为成方制剂，包括丸、丹、膏、酒等，而且已经有了名称。

《神农本草经》是我国现存第一部药学专著，不仅奠定了中药学的理论基础，而且对药物的四气、五味、配伍、剂型、服药时间及方法、药物采制与加工等有了明确的记载。

东汉末年，著名医家张仲景撰写了《伤寒杂病论》，无论在方剂数量还是剂型上都有了很大的发展，被后世称为“方书之祖”。后人将该书整理成为《伤寒论》和《金匮要略》两书，其中《伤寒论》载方 113 首，《金匮要略》载方 262 首，包括 60 多首成药方，如五苓散、乌梅丸、理中丸、肾气丸、麻子仁丸等至今仍在应用。此外，书中还记载了蜜丸剂、浓缩丸剂、散剂、酒剂、阴道栓剂、洗剂、浴剂、熏烟剂、滴耳剂、软膏剂、灌肠剂等多种剂型，不仅丰富了中医治病手段，而且为后世中成药的发展奠定了坚实基础。

东汉魏伯阳的道教著作《周易参同契》，托易象而论炼丹，以求长生不老。其中所言外丹，对推动中药丹剂的应用和发展产生了较大影响。

晋代，葛洪编写的《肘后备急方》载方 101 首，其中成药方占了半数以上，并且首次使用了“成剂药”一词，与我们今天所说的成药含义一致。在成药组方与制作方法上也有了新的发展，如采用羊肝配伍黄连用于治疗眼疾的羊肝丸，疗效较好。此外，还收载了蜡丸、灸剂、熨剂等剂型。葛洪还著有《抱朴子》一书，其中涉及多种丹剂的制作。

唐代，孙思邈在《备急千金要方》和《千金翼方》中分别收载了药方 5300 余首和 2200 余首。其中著名的紫雪丹、定志丸、磁朱丸等沿用至今，且各种剂型俱备。此外，《千金要方》设有“万病丸散”一门，选通治诸病成方 13 首，详言成药辨证应用方法。王焘《外台秘要方》收方 6800 余首，成药方有苏合香丸、五加皮酒等传世。

宋代，文化昌明，印刷术的发明与应用大大促进了方药知识的传播。政府不仅主持编纂《太平圣惠方》《圣济总录》等大型方书，而且还设立熟药所，后更名惠民和剂局，专门从事成药的生产与销售。《太平惠民和剂局方》是根据其配制成药的处方，由陈师文等汇编而成的方书，收载成药 788 种，许多成方沿用至今，如二陈丸、十全大补丸、逍遥散、参苓白术散、藿香正气散、至宝丹、小活络丹等，对后世影响较大。钱乙《小儿药证直诀》根据小儿特点，大量使用成药，著名的六味地黄丸即为钱乙根据金匮肾气丸化裁而成。此外，严用和《济生方》中的归脾丸、许叔微《普济本事方》中的四神丸等均为名著于世的成药方。

金元时期，名医辈出，流派纷呈，诸医家创制了不少各具学术特色的成药方。如刘完素的防风通圣丸、六一散，张从正的木香槟榔丸、禹功散，李杲的补中益气汤（丸）、清暑益气丸、朱砂安神丸，朱丹溪的大补阴丸、左金丸、保和丸、越鞠丸等，均流芳至今。

明代，中药成方制剂进一步发展，记载成方的中医药著作颇多。如《普济方》《本草纲目》等大型方药著作，载录成药方众多，涉及剂型数十种，几乎囊括了古今各种成药种类。此外，王肯堂《证治准绳》中的二至丸、四神丸、五子衍宗丸，陈实功《外科正宗》中的冰硼散、如意黄金散、保安万灵丹，张介宾《景岳全书》中的左归丸、右归丸、人参健脾丸，龚云林《寿世保元》中的乌鸡白凤丸、艾附暖宫丸等成药，均功效显著，堪称精品。

清代，知名的成药见于温病、外科、喉科等。如《温病条辨》中的银翘散、安宫牛黄丸，《外科全生集》中的醒消丸、西黄丸，《医宗金鉴》中的龙胆泻肝丸、一捻金，《重楼玉钥》中的养阴清肺丸等，均有重要影响。此外，吴尚先《理瀹骈文》专言外治，其中所用大多为成药。

新中国成立之后，党和政府高度重视中医药事业的继承和发扬，整理编纂了大量成药处方集，并制定了一系列相应的政策与措施，使得中成药的研制与生产逐步走向规范化、法制化。近几十年来，中成药的发展更加迅猛，在新剂型的开发与应用、中成药安全性研究、中成药作用机制研究与新药研制等方面都取得了举世瞩目的成就。

20 世纪 90 年代以来，我国的中药产业已初具规模，且被列为国家高新技术行业，发展成为我国国民经济的支柱产业之一，在临床和科研方面也都取得了显著成果。

中成药的剂型

中成药传统剂型种类繁多，是我国历代医药学家长期实践的经验总结。近几十年来，随着中成药发展水平及临床应用的不断提高，中成药剂型的基础研究取得了较大进展，研制开发了大量新剂型，进一步扩大了中成药的使用范围。

中成药的剂型不同，作用特点亦不同，使用后产生的疗效、持续的时间、作用的特点亦有所差异。因此，正确选用中成药，首先要了解中成药的常用剂型及其特点。

中成药剂型可分为固体、半固体、液体和气体四大类。

1. 固体制剂

固体剂型是中成药最常用的剂型，这类剂型形态稳定，便于携带，使用方便。

散剂

散剂是将原料药材经粉碎，均匀混合而制成的粉末状制剂。散剂作为传统剂型之一，按给药途径可分为内服散剂和外用散剂。散剂的特点是：分散度大，起效迅速，剂量可随病症调整，尤其适用于婴幼儿、老人；制备简单，对溃疡、外伤等能起到收敛保护的作用；表面积大，一般其嗅味、刺激性、吸湿性及化学活性等表现强烈，挥发性成分易散失；散剂的口感较差，剂量大的也会造成服用困难。

颗粒剂

颗粒剂是将药材提取物与适宜的辅料或饮片细粉制成具有一定粒度的颗粒状制剂。根据辅料不同，可分为无糖颗粒剂型和有糖颗粒剂型。中药颗粒剂剂型始于我国20世纪70年代，当时称为冲剂。颗粒剂是在汤剂、散剂、糖浆剂、酒剂等前提剂型的基础上发展起来的新剂型。其优点：吸收快，见效迅速；剂量小，口感好，可调色、香、味，尤其适合儿童服用；生产设备简单，易操作；服用、携带、储藏和运输方便。但是相对来说，颗粒剂的成本较高，且具有容易吸潮结块、潮解的缺点。

胶囊剂

胶囊剂是将原料药材用适宜方法加工后，填充于空心胶囊或密封于软质囊材中的制剂。根据胶囊材质不同，可分为硬胶囊、软胶囊（胶丸）和肠溶胶囊等。胶囊剂主要供口服使用，主要特点是：掩盖药物不良气味，提高药物稳定性；药物的生物利用度高，能在胃肠道中迅速分散、溶出和吸收。

丸剂

丸剂是将饮片细粉或提取物加适宜的黏合剂或其他辅料制成的球形或类球形制剂。根据制备方法和辅料的不同，分为蜜丸、水蜜丸、水丸、糊丸、蜡丸、浓缩丸、滴丸等多种类型，主要供内服使用。其中，蜜丸根据大小可分为大蜜丸、小蜜丸。水蜜丸较蜜丸含蜜量少。水丸崩解较蜜丸快，便于吸收。糊丸释药缓慢，适用于含毒性成分或药性剧烈成分的成药方。蜡丸缓释、长效，且可达到肠溶效果，适合毒性和刺激性较大药物的成药方。浓缩丸服用剂量较小。滴丸剂系指药材经适宜的方法提取、纯化、浓缩，并与适宜的基质加热熔融混匀后，滴入不相混溶的冷凝液中，收缩冷凝而制成的球形或类球形制剂。滴丸剂服用方便，可含化或吞服，起效迅速。

片剂

片剂是将药材提取物，或药材提取物加药材细粉，或药材细粉与适宜辅料混匀压制成的圆片状或异形片状的剂型。主要供内服，也有外用或其他特殊用途者。按药材的处理过程可分为全粉末片、半浸膏片、浸膏片、提纯片。片剂具有溶出度及生物利用度较高；剂量准确，药物含量差异较小；质量稳定；服用、携带、运输和贮存较方便等特点。

胶剂

胶剂是以动物的皮、骨、甲、角等为原料，用水煎取胶质，浓缩成稠胶状，经干燥后制成的固体块状内服制剂。胶剂多为传统的补益药，一般烊化兑服。

栓剂

栓剂是将药材提取物或药材细粉与适宜基质混合制成供腔道给药的制剂。栓剂在常温下为固体，纳入人体腔道后，在体温下能迅速软化熔融或溶解于内分泌液，逐渐释放药物而产生作用。既可作为局部用药剂型又可作为全身用药剂型。全身用药时，不经过胃，且无肝脏首过效应，因此生物利用度优于口服，对胃的刺激性和肝的毒副作用小，尤适合不宜或不能口服药物的患者。

丹剂

丹剂是将由汞及某些矿物药，在高温条件下烧炼制成的不同结晶形状的剂型。丹剂大多含汞，因毒性较强，只宜外用。

贴膏剂

贴膏剂是将药材提取物、药材细粉等与适宜的基质制成的供皮肤贴敷，可产生局部或全身性作用的一类片状外用制剂。包括橡胶膏剂、凝胶膏剂（即原巴布膏剂）和贴剂等。贴膏剂用法简便，兼有外治和内治的功能。近年来发展起来的凝胶膏剂，是将药材提取物、药材细粉等与适宜的亲水性基质混匀后，涂布于背衬材料上制成的贴膏剂。与传统的中药贴膏剂相比，能快速、持久地透皮释放基质中所包含的有效成分，具有给药剂量较准确、吸收面积小、血药浓度较稳定、使用舒适方便等优点。

涂膜剂

涂膜剂是将药材提取物或药材细粉与适宜的成膜材料加工制成的膜状制剂。可用于口腔科、眼科、耳鼻喉科、创伤科、烧伤科、皮肤科及妇科等。作用时间长，且可在创口形成一层保护膜，对创口具有保护作用。一些膜剂，尤其是鼻腔、皮肤用药膜亦可起到全身作用。

2. 半固体剂型

煎膏剂

煎膏剂是将药材加水煎煮，取煎煮液浓缩，加炼蜜或糖（或转化糖）制成的稠厚状半流体制剂。适用于慢性病或需要长期连续服药者，传统的膏滋即属于此类剂型。煎膏剂以滋补作用为主，兼具治疗作用。

软膏剂

软膏剂是将药材提取物或药材细粉与适宜基质混合制成的半固体外用制剂。常用基质分为油脂性、水溶性和乳剂。

凝胶剂

凝胶剂是将药材提取物与适宜的基质制成的，具有凝胶特性的半固体或稠厚液体制剂。按基质不同可分为水溶性凝胶和油性凝胶。适用于皮肤及体腔如鼻腔、阴道和直肠给药。

3. 液体制剂

合剂

合剂是将饮片用水或其他溶剂，采用适宜方法提取制成的口服液体制剂。合剂是在汤剂基础上改进的一种剂型，合剂比汤剂浓度高，服用剂量小，易吸收，且能较长时间贮存。

口服液

口服液是在合剂的基础上，加入矫味剂，按单剂量灌装、灭菌制成的液体制剂。口感较好，易于接受，近年来无糖型口服液逐渐增多。

酒剂

酒剂是将中药饮片或粗粒用蒸馏酒提取制成的澄清液体制剂。酒剂较易吸收，小儿、孕妇及对酒精过敏者不宜服用。

酊剂

酊剂是将原料药物用规定浓度的乙醇提取或溶解而制成的澄清液体制剂。有效成分含量高，使用剂量小，易于保存。小儿、孕妇及对酒精过敏者不宜服用。

糖浆剂

糖浆剂是含药材、药材提取物或芳香物质的浓蔗糖水溶液。因含有糖或芳香性矫味剂，可掩盖药物的苦味或其他不良气味，较适宜儿童使用，但糖尿病患者慎用。

注射剂

注射剂是将药材经提取、纯化后制成的供注入体内的溶液、乳状液及供临用前配制成溶液的粉末或浓溶液的无菌制剂。药效作用迅速，适用于不宜口服给药的药物，不宜口服的病人；可使药物发挥定位定向的局部作用，便于昏迷、急症、重症、不能吞咽或消化系统障碍患者使用。

4. 气体剂型

气体剂型主要为气雾剂。气雾剂是将药材提取物、药材细粉与适宜的抛射剂共同封装在具有特殊阀门装置的耐压容器中，使用时借助抛射剂的压力将内容物喷出呈雾状、泡沫状或其他形态的制剂。其中以泡沫形态喷出的可称泡沫剂。不含抛射剂，借助手动泵的压力或其他方法将内容物以雾状等形态喷出的制剂为喷雾剂。气雾剂可直达吸收或作用部位，具有速效和定位作用；药物不易被微生物污染，使用方便，剂量准确，同时避免了胃肠道给药的副作用。可用于呼吸道吸入、皮肤、黏膜或腔道给药。

以上各类剂型，有时也将西药与中药联合组方。由于含西药成分的中成药并不普遍，且西药成分易被忽略，在应用时当加以注意。

中成药的类别

中成药的种类很多，根据不同的需求，有功效、病症、方名、剂型等不同分类方法。从应用的角度讲，最便于把握的是按功效分类。根据功效，中成药可分为以下 20 类。

1. 解表剂

解表剂以麻黄、桂枝、荆芥、防风、桑叶、菊花、柴胡、薄荷、豆豉等药物为主组成，具有发汗、解肌、透疹等作用，主要用以治疗表证。解表剂分为辛温解表、辛凉解表和扶正解表三类。临床以恶寒发热、舌苔薄白或黄、脉浮等为辨证要点。适用于普通感冒、流行性感冒、上呼吸道感染、扁桃体炎、咽炎等病症。

辛温解表剂

适用于外感风寒表证。症见恶寒发热、头项强痛、肢体酸痛、口不渴、无汗或汗出而仍发热恶风寒、舌苔薄白、脉浮紧或浮缓等。常用药如感冒清热颗粒、九味羌活丸、小儿感冒退热糖浆、川芎茶调散（丸）等。

辛凉解表剂

适用于外感风热表证。症见发热、微恶风寒、头痛、口渴、咽痛，或咳嗽、舌尖红、苔薄白或兼微黄、脉浮数等。常用药如银翘解毒丸（颗粒、胶囊、片）、桑菊感冒片（颗粒）、感冒清热胶囊等。

扶正解表剂

适用于正气虚弱复感外邪而致的表证。症见反复感冒、低热汗出、倦怠、舌质淡有齿痕、苔薄、脉弱等。常用药如玉屏风颗粒（口服液）、参苏丸（胶囊）等。

注意事项：① 服用解表剂后宜避风寒，或增衣被，或辅之以粥，以助汗出；② 解表取汗，达到全身持续微汗为最佳。若汗出不彻底，则会导致病邪不能完全散出；若汗出的太多，则会导致伤耗气津；③若病痊愈，即可停止服用；④服用解表剂时忌食用生冷、油腻之品，要多喝水，注意休息；⑤对于麻疹已透、疮疡已溃或虚证水肿的患者，不宜使用解表剂。

2. 泻下剂

泻下剂以大黄、芒硝、火麻仁、牵牛子、甘遂等药物为主组成，具有通导大便、排除积滞、荡涤实热或攻逐水饮、寒积等作用，主要用以治疗里实证。泻下剂分为寒下、温下、润下、逐水及攻补兼施五类。临床以大便秘结不通、少尿、无尿、胸水、腹水等为辨证要点。适用于便秘、肠梗阻、急性胰腺炎、急性胆囊炎、幽门梗阻、胸腔积液、腹水等见上述症状者。

寒下剂

适用于里热与积滞互结之实证。症见大便秘结、腹部有满或胀或痛的感觉，或者有潮热、苔黄、脉实等。常用药如青宁片（丸）、当归龙荟丸、大黄通便颗粒等。

温下剂

适用于因寒成结之里实证。症见大便秘结、脘腹胀满、腹痛喜温、手足较凉、脉沉紧等。常用药如苁蓉通便口服液、芪蓉润肠口服液等。

润下剂

适用于肠燥津亏、大便秘结证。症见大便干结、小便短赤、舌苔黄燥、脉滑实等。常用药如麻仁润肠丸（软胶囊）、便通片、麻仁滋脾丸等。

逐水剂

适用于水饮壅盛于里之实证。症见胸胁引痛或水肿腹胀、二便不利、脉实有力等。常用药如舟车丸。

攻补兼施剂

适用于里实正虚而大便秘结证。症见脘腹胀满、大便秘结并且兼有气血阴津不足表现。常用药如便通胶囊（片）。

注意事项：①泻下剂大都作用峻猛，易于耗损胃气，切勿过量使用；②老年身体虚弱，新产气血亏虚，病后津液损伤等，应攻补兼施，虚实兼顾。

3. 和解剂

和解剂以柴胡、黄芩、青蒿、白芍、半夏等药物为主组成，具有和解少阳、调和肝脾、调和肠胃等作用，主要用以治疗伤寒邪在少阳、胃肠不和、肝脾不和等证。和解剂分为和解少阳、调和肝脾、调和肠胃三类。临床以寒热往来、胸胁满闷、呕吐下利等为辨证要点。适用于疟疾、感冒、各类肝炎、胆囊炎、慢性肠炎、慢性胃炎、胃肠功能紊乱等见上述症状者。

和解少阳剂

适用于邪在少阳证。症见往来寒热、胸胁苦满、心烦喜呕、不欲饮食，以及口苦、咽干、目眩等。常用药如小柴胡颗粒（片）、大柴胡颗粒等。

调和肝脾剂

适用于肝脾不和证。症见脘腹胸胁胀痛、神疲食少、月经不调、腹痛泄泻、手足不温等。常用药如加味逍遥丸、四逆散、逍遥丸等。

调和肠胃剂

适用于肠胃不和证。症见心下痞满、恶心呕吐、脘腹胀痛、肠鸣下利等。常用药如半夏泻心汤、荆花胃康胶囊等。

注意事项：①和解剂以祛邪作用为主，纯虚患者不宜用；②临证使用要辨清表里、上下、气血以及寒热虚实的多少选用中成药，要遵从医嘱，忌私自用药。

4. 清热剂

清热剂以金银花、连翘、板蓝根、大青叶、黄芩、黄连、黄柏、栀子、丹皮、桑白皮、紫草等药物为主组成，具有清热泻火、凉血解毒及滋阴透热等作用，主要用以治疗里热证。清热剂分为清热泻火、清营凉血、清热解毒、清脏腑热、清虚热、气血两清等六类。临床以发热、舌红苔黄、脉数等为辨证要点。适用于各种感染性与非感染炎症性疾病如流感、流行性乙型脑炎、流行性脑脊髓膜炎、牙龈炎、急性扁桃体炎、流行性腮腺炎、各类肺炎、肝炎、胃肠炎、败血症、流行性出血热等见上述症状者。

清热泻火剂

适用于热在气分、热盛津伤证。症见身热不恶寒、反恶热、大汗、口渴饮冷、舌红苔黄、脉数有力等。常用药如三黄片、黄连上清丸（颗粒、片、胶囊）、牛黄清胃丸等。

清营凉血剂

适用于邪热传营，或热入血分证。症见身热夜甚、神烦少寐、时有谵语，或斑疹隐隐、发斑、出血、昏狂、舌绛、脉数等。常用药如石龙清血颗粒、五福化毒丸、新雪丸（颗粒、胶囊、片）。

清热解毒剂

适用于火热毒邪引起的各类病证。症见口舌生疮、咽喉肿痛、便秘溲赤或大热渴饮、谵语神昏、吐衄发斑、舌绛唇焦；或头面肿痛、痈疡疔疮、舌苔黄燥及外科的热毒痈疡等。常用药如西黄丸（胶囊）、双黄连合剂（颗粒、胶囊、片）、银黄颗粒（片）、板蓝根颗粒、牛黄解毒片、连翘败毒丸（膏、片）、如意金黄散等。

清脏腑热剂

适用于火热邪毒引起的脏腑火热证。心经热盛症见心烦、口舌生疮或小便涩痛、舌红脉数；肝胆火旺症见头痛、目赤、胁痛、口苦、舌红苔黄、脉弦数有力；肺热症见咳嗽气喘、发热、舌红苔黄、脉细数；热蕴脾胃症见牙龈肿痛、溃烂、口臭、便秘、舌红苔黄、脉滑数；湿热蕴结肠腑可见腹痛腹泻、脓血便、里急后重、舌苔黄腻、脉弦数。常用药如牛黄清心丸、龙胆泻肝丸、护肝片（颗粒、胶囊）、茵栀黄颗粒（口服液）等。

清虚热剂

适用于阴虚内热证。症见夜热早凉、舌红少苔，或骨蒸潮热，或久热不退之虚热证。常用药如知柏地黄丸。

气血两清剂

适用于疫毒或热毒所致的气血两燔证。症见大热烦渴、吐衄、发斑、神昏谵语等。常用药如清瘟解毒丸（片）。

注意事项：①中病即止，不宜久服；②注意辨别热证的部位；③辨别热证真假、虚实；④对于平素阳气不足，脾胃虚弱者，可配伍醒脾和胃之品；⑤如服药呕吐者，可采用凉药热服法。

5. 祛暑剂

祛暑剂以藿香、佩兰、香薷、鲜银花、鲜扁豆花、鲜荷叶、西瓜翠衣等药物为主组成，具有祛除暑邪的作用，主要用以治疗暑病。祛暑剂分为祛暑清热、祛暑解表、祛暑利湿和清暑益气四类。临床以身热、面赤、心烦、小便短赤、舌红脉数或洪大为辨证要点。适用于胃肠型感冒、急性胃肠炎、小儿腹泻等见上述症状者。

祛暑清热剂

适用于夏月感受暑热证。症见身热心烦、汗多口渴等。常用药如甘露消毒丸。

祛暑解表剂

适用于暑气内伏，兼外感风寒证。症见恶寒发热、无汗头痛、心烦口渴等。常用药如藿香正气水（丸、胶囊）、保济丸等。

祛暑利湿剂

适用于感冒挟湿证。症见身热烦渴、胸脘痞闷、小便不利等。常用药如十滴水。

清暑益气剂

适用于暑热伤气，津液受灼证。症见身热烦渴、倦怠少气、汗多脉虚等。常用药如清暑益气丸。

注意事项：①暑多挟湿，祛暑剂中多配伍祛湿之品，但不能过于温燥，以免伤耗气津；②忌生冷、油腻饮食。

6. 温里剂

温里剂以制附子、干姜、肉桂、吴茱萸、小茴香、高良姜等药物为主组成，具有温里助阳、散寒通脉等作用，主要用以治疗里寒证。温里剂分为温中祛寒、回阳救逆、温经散寒三类。临床以畏寒肢凉、喜温蜷卧、面色苍白、口淡不渴、小便清长、脉沉迟或缓为辨证要点。适用于慢性胃炎、胃及十二指肠溃疡、胃肠痉挛、末梢循环障碍、血栓闭塞性脉管炎、风湿性关节炎等见上述症状者。

温中祛寒剂

适用于中焦虚寒证。症见脘腹疼痛、呕恶下利、不思饮食、肢体倦怠、手足不温、口淡不渴、舌苔白滑、脉沉细或沉迟等。常用药如附子理中丸（片）、黄芪建中丸。

回阳救逆剂

适用于阳气衰微，阴寒内盛，甚至阴盛格阳或戴阳的危重病证。症见四肢厥逆、恶寒蜷卧、呕吐腹痛、下利清谷、精神委靡、脉沉细或沉微等。常用药如参附注射液。

温经散寒剂

适用于寒凝经脉证。症见手足厥寒，或肢体疼痛，或发阴疽等。常用药如小金丸、代温灸膏。

注意事项：①凡实热证、素体阴虚内热、失血伤阴者不宜用；②孕妇及气候炎热时慎用。

7. 表里双解剂

表里双解剂以解表药与治里药为主组成，具有表里双解作用，主要用以治疗表里同病。表里双解剂分为解表攻里、解表清里、解表温里三类。临床以表寒里热、表热里寒、表实里虚、表虚里实以及表里俱寒、表里俱热、表里俱虚、表里俱实等表现为辨证要点。适用于急性胰腺炎、急性胆囊炎、胆石症、胃及十二指肠溃疡、肥胖症、习惯性便秘、痔疮、痢疾、胃肠型感冒、急性肾炎等有表里同病表现者。

解表攻里剂

适用于外有表邪，里有实积者。既有表寒或表热的症状，又有里实表现。常用药如防风通圣丸（颗粒）。

解表清里剂

适用于表证未解，里热已炽者。既有表寒或表热的症状，又见里热表现。常用药如葛根芩连丸。

解表温里剂

适用于外有表证，里有寒象者。临床兼见表寒与里寒的症状。常用药如小青龙胶囊（合剂、颗粒、糖浆）、五积散。

注意事项：① 必须具备既有表证，又有里证者，方可应用；② 辨别表证与里证的寒、热、虚、实，然后针对病情选择适当的方剂；③ 分清表证与里证的轻重主次。

8. 补益剂

补益剂以人参、黄芪、黄精、玉竹、当归、熟地、女贞子、鹿茸、肉苁蓉等药物为主组成，具有补养人体气、血、阴、阳等作用，主要用以治疗各种虚证。补益剂分为补气、补血、气血双补、补阴、补阳、阴阳双补六类，临床以气、血、阴、阳虚损不足的诸症表现为辨证要点。适用于慢性心力衰竭、贫血、衰老、退行性病变、内分泌与代谢性疾病出现气血阴阳虚损表现者。

补气剂

适用于脾肺气虚证。症见肢体倦怠乏力、少气懒言、语声低微、动则气促、面色萎黄、食少便溏、舌淡苔白、脉弱或虚大，甚或虚热自汗，或脱肛、子宫脱垂等。

常用药如参苓白术散（丸、颗粒）、补中益气丸（颗粒）。

补血剂

适用于血虚证。症见面色无华、头晕、眼花、心悸失眠、唇甲色淡、妇女经水愆期、量少色淡、脉细数或细涩、舌质淡红、苔滑少津等。常用药如归脾丸（合剂）、当归补血丸。

气血双补剂

适用于气血两虚证。症见面色无华、头晕目眩、心悸气短、肢体倦怠、舌质淡、苔薄白、脉虚细等。常用药如八珍益母丸（胶囊）、乌鸡白凤丸（胶囊、片）、人参养荣丸。

补阴剂

适用于阴虚证。症见肢体羸瘦、头晕耳鸣、潮热颧红、五心烦热、口燥咽干、虚烦不眠、大便干燥、小便短黄，甚则骨蒸盗汗、呛咳无痰、梦遗滑精、腰酸背痛、脉沉细数、舌红少苔、少津等。常用药如六味地黄丸、杞菊地黄丸（胶囊、片）、生脉饮（颗粒、胶囊、注射液）、百合固金丸。

补阳剂

适用于阳虚证。症见腰膝酸痛、四肢不温、酸软无力、少腹拘急冷痛、小便不利，或小便频数、阳痿早泄、肢体羸瘦、消渴、脉沉细或尺脉沉伏等。常用药如金匮肾气丸（片）、四神丸（片）。

阴阳双补

适用于阴阳两虚证。症见头晕目眩、腰膝酸软、阳痿遗精、畏寒肢冷、午后潮热等。常用药如补肾益脑片。

注意事项：①辨治虚证，应辨别真假；②体质强壮者不宜补，邪气盛者慎用；③脾胃素虚宜先调理脾胃，或在补益方中佐以健脾和胃、理气消导的中成药；④服药时间以空腹或饭前为佳。

9. 安神剂

安神剂以磁石、龙齿、珍珠母、远志、酸枣仁、柏子仁等药物为主组成，具有安定神志作用，主要用以治疗各种神志不安病证。安神剂分为重镇安神和滋养安神两类。临床以失眠、心悸、烦躁、惊狂等为辨证要点。适用于失眠、神经官能症、甲状腺机能亢进症、高血压、心律失常等出现上述症状者。

重镇安神剂

适用于心阳偏亢证。症见烦乱、失眠、惊悸、怔忡等。常用药如磁朱丸、朱砂安神丸。

滋养安神剂

适用于阴血不足，心神失养证。症见虚烦少寐、心悸盗汗、梦遗健忘、舌红苔少等。常用药如天王补心丸（片）、养血安神丸、柏子养心丸（片）。

注意事项：①重镇安神类多由金石类药物组成，不宜久服，以免有碍脾胃运化；②素体脾胃不健，服用安神剂时可配合补脾和胃的中成药。

10. 开窍剂

开窍剂以麝香、冰片、石菖蒲等芳香药物为主组成，具有开窍醒神等作用，主要用以治疗神昏窍闭（神志障碍）、心痛彻背诸证。开窍剂分为凉开（清热开窍）和温开（芳香开窍）两类。临床以神志障碍、情志异常为辨证要点。适用于急性脑血管病、流行性乙型脑炎、流行性脑脊髓膜炎、尿毒症、肝昏迷、癫痫、冠心病心绞痛、心肌梗死等见上述症状者。

凉开（清热开窍）剂

适用于温邪热毒内陷心包的热闭证。症见高热、神昏谵语、甚或痉厥等。常用药如安宫牛黄丸、清开灵注射液（胶囊、片、颗粒）、安脑丸、局方至宝丸。

温开（芳香开窍）剂

适用于中风、中寒、痰厥等属于寒闭证。症见突然昏倒、牙关紧闭、神昏不语、苔白脉迟等。常用药如苏合香丸、十香返生丸。

注意事项：① 神昏有闭与脱之分，闭证可用本类药物治疗，脱证不宜使用；② 应与祛邪药同用；③ 孕妇慎用或忌用；④ 久服易伤元气，故临床多用于急救，中病即止。

11. 固涩剂

固涩剂以麻黄根、浮小麦、五味子、五倍子、肉豆蔻、桑螵蛸、金樱子、煅龙骨、煅牡蛎等药物为主组成，具有收敛固涩作用，主要用以治疗气、血、精、津耗散滑脱之证。固涩剂分为固表止汗、敛肺止咳、涩肠固脱、涩精止遗、固崩止带五类。

临床以自汗、盗汗、久咳、久泻、遗精、滑泄、小便失禁、崩漏、带下等为辨证要点。适用于肺结核病、自主神经功能失调、小儿遗尿、神经性尿频、神经衰弱、功能性子宫出血、产后出血过多、慢性咳嗽等见上述症状者。

固表止汗剂

适用于体虚卫外不固，阴液不能内守证。症见自汗、盗汗。常用药如玉屏风颗粒。

敛肺止咳剂

适用于久咳肺虚，气阴耗伤证。症见咳嗽、气喘、自汗、脉虚数等。常用药如固本咳喘片。

涩肠固脱剂

适用于泻痢日久不止，脾肾虚寒，以致大便滑脱不禁证。症见久泻久痢或五更泄泻、完谷不化、形寒肢冷、腰膝冷痛等。常用药如固肠止泻丸。

涩精止遗剂

适用于肾气不足，膀胱失约证或肾虚封藏失职，精关不固证。症见遗精滑泄或尿频遗精等。常用药如缩泉丸（胶囊）、金锁固精丸。

固崩止带剂

适用于妇女崩中漏下，或带下日久不止等证。症见月经过多、漏下不止或带下量多不止等。常用药如千金止带丸。

注意事项：固涩剂为正虚无邪者设，故凡外邪未去，不宜使用。误用固涩剂，可致“闭门留寇”之弊。

12. 理气剂

理气剂以枳实、陈皮、厚朴、沉香、乌药等药物为主组成，具有行气或降气作用，主要用以治疗气滞或气逆病证。理气剂分为行气剂和降气剂。临床以脘腹胀痛、嗳气吞酸、恶心呕吐、大便不畅、胸胁胀痛、游走不定、情绪抑郁、月经不调或喘咳为辨证要点。适用于抑郁症、更年期综合征、肠胃功能紊乱、慢性肝炎、慢性结肠炎、慢性胃炎、慢性胆囊炎等见上述症状者。

行气剂

适用于气机郁滞证。行气剂可分为理气疏肝、疏肝散结、理气和中、理气止痛等。气滞证可见脘腹胀满、嗳气吞酸、呕恶食少、大便失常或胸胁胀痛，或疝气痛，或月经不调，或痛经。常用药如丹栀逍遥丸、逍遥丸（颗粒）、胃苏颗粒、元胡止痛片（颗粒、胶囊、滴丸）、三九胃泰颗粒、气滞胃痛颗粒（片）、妇科十味片。

降气剂

适用于气机上逆之证。症见咳喘、呕吐、嗳气、呃逆等。常用药如苏子降气丸。

注意事项：①理气药物大多辛温香燥，易于耗气伤津，助热生火，当中病即止，慎勿过剂；②年老体弱、阴虚火旺、孕妇或素有崩漏吐衄者应慎用。

13. 理血剂

理血剂以桃仁、红花、川芎、赤芍、三棱、莪术、乳香、没药、三七、水蛭、虻虫、苏木、大小蓟、花蕊石、血余炭、藕节等药物为主组成，具有活血祛瘀或止血作用，主要用以治疗各类瘀血或出血病证。理血剂分为活血祛瘀与止血两类。临床以刺痛有定处、舌紫暗、瘀斑瘀点、痛经、闭经、病理性肿块，及各种出血病症（吐血、衄血、咳血、尿血、便血、崩漏及外伤）为辨证要点。适用于各类骨折、软组织损伤、疼痛、缺血性疾病（冠心病、缺血性脑血管病）、血管性疾病、血液病、风湿病、肿瘤等有瘀血表现及各类出血性疾病如外伤出血、月经过多、血小板减少性紫癜等见上述表现者。

活血剂

活血剂又可分为活血化瘀、益气活血、温经活血、养血活血、凉血散瘀、化瘀消癥、散瘀止血、接筋续骨等。适用于各种蓄血及瘀血阻滞跌打损伤病证。症见刺痛有定处、舌紫暗、舌上有青紫斑或紫点、腹中或其他部位有肿块、疼痛拒按、按之坚硬、固定不移等。常用药如丹参注射液、麝香保心丸、复方丹参片（胶囊、颗粒、滴丸）、血府逐瘀丸（胶囊）、冠心苏合丸（胶囊、软胶囊）、速效救心丸、地奥心血康胶囊、通心络胶囊、益母草膏（颗粒、片、胶囊）、接骨七厘散、伤科接骨片、云南白药（胶囊、膏、酊、气雾剂）、活血止痛散（胶囊）、舒筋活血丸（片）、颈舒颗粒、狗皮膏。

止血剂

适用于血溢脉外的出血证。症见吐血、衄血、咳血、便血、尿血、崩漏等。常用药如槐角丸、三七胶囊（片）。

注意事项：①妇女经期、月经过多及孕妇均当慎用或禁用活血祛瘀剂；②逐瘀过猛或久用逐瘀，均易耗血伤正，只能暂用，不能久服，中病即止。

14. 治风剂

治风剂以川芎、防风、羌活、荆芥、白芷及羚羊角、钩藤、石决明、天麻、鳖甲、龟板、牡蛎等药物为主组成，具有疏散外风或平熄内风等作用，主要用于治疗风病。治风剂分为疏散外风和平熄内风两类。临床以头痛、口眼㖞斜、肢体痉挛、眩晕头痛、猝然昏倒、半身不遂或高热、抽搐、痉厥等为辨证要点。适用于偏头痛、面神经麻痹、破伤风、急性脑血管病、高血压脑病、妊娠高血压、癫痫发作、震颤麻痹、小儿高热惊厥、流行性乙型脑炎、流行性脑脊髓膜炎等见上述症状者。

疏散外风剂

适用于外风所致病证。症见头痛、恶风、肌肤瘙痒、肢体麻木、筋骨挛痛、关节屈伸不利，或口眼㖞斜，甚则角弓反张等。常用药如川芎茶调丸（散、颗粒、片）、疏风活络丸。

平熄内风剂

适用于内风证。症见眩晕、震颤、四肢抽搐、语言謇涩、足废不用、甚或猝然昏倒、不省人事、口角歪斜、半身不遂等。常用药如天麻钩藤颗粒、松龄血脉康胶囊、华佗再造丸。

注意事项：①应注意区别内风与外风；②疏散外风剂多辛香走窜，易伤阴液，助阳热，故阴津不足或阴虚阳亢者应慎用。

15. 治燥剂

治燥剂以桑叶、杏仁、沙参、麦冬、生地、熟地、玄参等药物为主组成，具有轻宣外燥或滋阴润燥等作用，主要用于治疗燥证。治燥剂分为轻宣外燥剂与滋阴润燥剂。临床以干咳少痰、口渴、鼻燥、消渴、便秘、舌红为辨证要点。适用于临床可用于治疗上呼吸道感染、慢性支气管炎、肺气肿、百日咳、肺炎、支气管扩张、肺癌、习惯性便秘、糖尿病、干燥综合征、肺结核、慢性萎缩性胃炎等见上述症状者。

轻宣外燥剂

适用于外感凉燥或温燥证。凉燥证症见头痛恶寒、咳嗽痰稀、鼻塞咽干、舌苔薄白；温燥证症见头痛身热、干咳少痰、或气逆而喘、口渴鼻燥、舌边尖红、苔薄白而燥。常用药如杏苏止咳糖浆（颗粒）。

滋阴润燥剂

适用于脏腑津伤液耗的内燥证。燥在上者，症见干咳、少痰、咽燥、咯血；燥在中者，症见肌肉消瘦、干呕食少；燥在下者，症见消渴或津枯便秘等。常用药如养阴清肺口服液（膏、丸、糖浆）、蜜炼川贝枇杷膏。

注意事项：①首先应分清外燥和内燥，外燥又须分清温燥与凉燥；②甘凉滋润药物易助湿滞气，脾虚便溏或素体湿盛者忌用。

16. 祛湿剂

祛湿剂以羌活、独活、秦艽、防风、防己、桑枝及茯苓、泽泻、猪苓等药物为主组成，具有化湿利水、通淋泄浊作用，主要用于治疗水湿病证。祛湿剂分为化湿和胃、清热祛湿、利水渗湿、温化水湿、祛湿化浊、祛风胜湿剂六类。临床以肢体麻木、关节疼痛、关节肿胀、腰膝疼痛、屈伸不利及小便不利、无尿、水肿、腹泻等为辨证要点。适用于各类风湿病、各类骨关节炎、骨质增生及急性肾炎、慢性肾炎、肝硬化腹水、泌尿系感染、前列腺炎、前列腺增生、产后小便困难等见上述症状者。

化湿和胃剂

化湿和胃剂又称燥湿和中。适用于湿浊内阻，脾胃失和证。症见脘腹痞满、嗳气吞酸、呕吐泄泻、食少体倦等。常用药如香砂平胃散（颗粒、丸）、枳术丸。

清热祛湿剂

适用于湿热外感，或湿热内盛，以及湿热下注证。症见身目发黄、小便短赤，或霍乱吐泻、下利脓血便或大便臭秽、小便混浊，或关节红肿酸痛等。常用药如消炎利胆片（颗粒、胶囊）、妇科千金片、八正颗粒。

利水渗湿剂

适用于水湿壅盛证。症见小便不利、水肿、腹水、泄泻等。常用药如五苓散（胶囊、片）。

温化水湿剂

适用于阳虚不能化水和湿从寒化证。症见痰饮、水肿、小便不利、泻痢不止、形寒肢冷等。常用药如萆薢分清丸、肾炎康复片。

祛湿化浊剂

适用于湿浊不化所致的白浊、妇女带下等证。症见小便混浊、淋漓涩痛，或带下色白、质稠、状如凝乳或豆腐渣状，气味酸臭、舌苔厚腻、脉滑等。常用药如血脂康胶囊、白带丸。

祛风胜湿剂

适用于风湿痹阻经络证。症见肢体、肌肉、关节疼痛、酸楚、麻木、沉重以及关节肿大、变形、屈伸不利等。常用药如独活寄生丸。

注意事项：祛湿剂多由芳香温燥或甘淡渗利之药组成，多辛燥，易于耗伤阴津，对素体阴虚津亏，病后体弱，以及孕妇等均应慎用。

17. 祛痰剂

祛痰剂以半夏、贝母、南星、瓜蒌、竹茹、前胡、桔梗、海藻、昆布等药物为主组成，具有消除痰涎作用，主要用以治疗各种痰病。祛痰剂分为燥湿化痰、清热化痰、润燥化痰、温化寒痰和化痰熄风等五类。临床以咳嗽、喘促、头疼、眩晕、呕吐等为辨证要点。适用于慢性支气管炎、肺气肿、支气管哮喘、神经性呕吐、神经官能症、消化性溃疡、更年期综合征、癫痫、中风、冠心病、肺炎、高血压病、眩晕等见上述症状者。

燥湿化痰剂

适用于湿痰证。症见咳吐大量稠痰、痰滑易咳、胸脘痞闷、恶心呕吐、眩晕、肢体困重、食少口腻、舌苔白腻或白滑、脉缓或滑等。常用药如二陈丸、祛痰止咳颗粒等。

清热化痰剂

适用于痰热证。症见咳吐黄痰、咯吐不利、舌红苔黄腻、脉滑数。常用药如祛痰灵口服液、止咳橘红丸（颗粒、胶囊、片）、黄氏响声丸等。

润燥化痰剂

适用于燥痰证。症见咳嗽甚或呛咳、咯痰不爽，或痰黏成块，或痰中带血、胸闷胸痛、口鼻干燥、舌干少津、苔干、脉涩等。常用药如养阴清肺丸（膏、糖浆）、蜜炼川贝枇杷膏等。

温化寒痰

适用于寒痰证。症见咳吐白痰、胸闷脘痞、气喘哮鸣、畏寒肢冷、舌苔白腻、脉弦滑或弦紧。常用药如通宣理肺丸（颗粒、胶囊、片）。

化痰熄风

适用于内风挟痰证。症见眩晕头痛，或发癫痫，甚则昏厥、不省人事、舌苔白腻、脉弦滑等。常用药如半夏天麻丸。

注意事项：①辨别痰病的性质，分清寒热燥湿；②有咳血倾向者，不宜使用燥热之剂，以免引起大量出血；③表邪未解或痰多者，慎用滋润之品，以防壅滞留邪，病久不愈；④辨明生痰之源，重视循因治本。

18. 止咳平喘剂

止咳平喘剂以杏仁、苏子、枇杷叶、紫菀、百部、款冬花、桑白皮、葶苈子等药物为主组成，具有止咳平喘等作用，主要用以治疗各种痰、咳、喘证。临床以咳嗽、咯痰、哮喘、胸闷、憋气等为辨证要点。根据配伍不同又可分为清肺止咳、温肺止咳、补肺止咳、化痰止咳、温肺平喘、清肺平喘、补肺平喘、纳气平喘等。适用于急性支气管炎、支气管哮喘、慢性阻塞性肺病、肺源性心脏病、胸膜炎、肺炎、小儿喘息性支气管炎、上呼吸道感染等见上述症状者。常用药如蛤蚧定喘丸、固本咳喘片。

注意事项：外感咳嗽初起，不宜单用收涩止咳剂，以防留邪。

19. 消导化积剂

消导化积剂以山楂、神曲、谷麦芽、鸡内金、莱菔子等药物为主组成，具有消食健脾或化积导滞作用，主要用以治疗食积停滞证。消导化积剂分为消食化积剂和健脾消食剂两类。临床以脘腹胀闷、嗳腐吞酸、厌食呕恶、腹胀、腹痛或泄泻、舌苔腻等为辨证要点。适用于消化不良、小儿厌食症、胃肠炎、胆囊炎、细菌性痢疾等见上述症状者。

消食化积剂

适用于食积内停之证。症见胸脘痞闷、嗳腐吞酸、恶食呕逆、腹痛泄泻等。常用药如保和丸（颗粒、片）、枳实导滞丸。

健脾消食剂

适用于脾胃虚弱，食积内停之证。症见脘腹痞满、不思饮食、面黄体瘦、倦怠乏力、大便溏薄等。常用药如健脾丸、健儿消食口服液。

注意事项：①使用人参类补益药时，不宜配伍使用含莱菔子的中成药；②食积内停，易使气机阻滞，气机阻滞又可导致积滞不化，宜配伍具有理气作用的药物，使气行而积消；③消导剂虽较泻下剂缓和，但总属攻伐之剂，不宜久服，纯虚无实者禁用。

20. 杀虫剂

杀虫剂以苦楝根皮、雷丸、槟榔、使君子、南瓜子等药物为主组成，具有驱虫或杀虫作用，主要用以治疗人体消化道寄生虫病。临床以脐腹作痛、时发时止、痛定能食、面色萎黄，或面白唇红，或面生干癣样的白色虫斑，或胃中嘈杂、呕吐清水、舌苔剥落、脉象乍大乍小等为主要表现。适用于驱杀寄生在人体消化道内的蛔虫、蛲虫、绦虫、钩虫等。常用药如乌梅丸。

注意事项：①宜空腹服，尤以临睡前服用为妥，忌油腻香甜食物；②有时需要适当配伍泻下药物，以助虫体排出；③驱虫药多有攻伐作用或有毒之品，故要注意掌握剂量，且不宜连续服用，以免中毒或伤正；④年老、体弱、孕妇等慎用或禁用；⑤服驱虫剂之后见脾胃虚弱者，适当调补脾胃以善其后。

需要说明的是，尽管中成药可以按功效进行分类，但在具体应用时不应拘泥，应根据中医理论及病情灵活运用。

中成药的应用

“安全、有效、经济、适当”，是合理应用中成药的基本要求。合理应用中成药，既要掌握一般原则，又要熟悉不同药物的性能特点，还要注意使用方法。

1. 应用原则

必须辨证用药

中成药是在中医理论指导下加工制作而成的，必须在中医理论指导下应用。使用者应依据中医理论，辨认、分析疾病的证候，针对证候确定具体的治则治法，然后依据治则治法，选用适宜的中成药。无论针对中医疾病还是西医疾病，均应加以中医辨证，根据辨证选用相应的中成药。或将中医辨病与辨证相结合，或将西医辨病与中医辨证相结合，但不能仅根据西医诊断选用中成药。

选择适宜剂型

应根据患者的病证、体质特点、病情轻重缓急及各种剂型的特点，选择适宜的剂型。

确定恰当剂量

凡有明确使用剂量规定的中成药，应慎重超剂量使用。凡有使用剂量范围的中成药，应先取偏小值。老年人、儿童应酌情减量。

优选给药途径

能口服给药的，不采用注射给药；能肌肉注射给药的，不选用静脉注射或滴注给药。

2. 相关因素

中成药的历史悠久，应用广泛，大量研究和临床实践表明，在合理使用的情况下，中成药的安全性是较高的。为了提高中成药疗效，避免产生不良反应，在使用过程中应充分了解影响中成药疗效的各种因素。

药物因素

- **药材质量：** 药物的品种、产地、采收时节等都可能会影响药材的质量，从而影响中成药临床使用的疗效。因此，制作中成药应尽可能选用道地药材。道地药材是指在特定自然条件、生态环境的地域内所产的药材，因药材的生产较为集中，栽培技术、采收和加工方法也都有一定的讲究，以致较同种药材在其他地区所产的药材品质佳、疗效好。如甘肃的当归，宁夏的枸杞子，四川的黄连、附子，内蒙古的甘草，吉林的人参，山西的黄芪、党参，河南怀庆的牛膝、地黄、山药、菊花，江苏的苍术，云南的茯苓、三七等。

加工炮制：中药炮制的辅料、方法、时间等都会影响炮制后中药的疗效，从而影响中成药临床使用的疗效。

制备工艺：中成药的制备工艺如浸提、分离、精制、浓缩、干燥、除菌等都会影响中药中有效成分的提取，进一步影响中成药的临床疗效。

药用辅料：优质的辅料不仅有助于制剂操作及成品外观质量，更有利于药剂中有效成分在体内吸收、分布和消除的动态过程，从而提高临床疗效。反之，则可能影响药物的临床疗效。

剂型：中成药的剂型不同，对药物的吸收、分布和释放都会有很大的影响。

使用因素

辨证施治：辨病辨证结合用药既可发挥病症结合、优势互补的作用，突出中医药治病特点，又能使药效得到完全发挥。

剂量及疗程：中药治病贵在适中，过多过少都不可取，少则不能发挥药物的功效，多则增加了药物的毒副作用。且临床应用过程中中成药的用量还要根据患者的年龄、体质、病程、发病时节等综合考虑。

饮食：在服用中成药时，须忌食某些食物，一般中成药在服药期间往往要忌食生冷、油腻、腥臭及难消化的食物。另外还有一些中成药有特殊的要求，如服用含人参的中成药不宜吃萝卜，脾胃功能差的人忌食一些膏滋类的中成药。

给药方式：给药途径、给药时间及给药速度都会影响中成药的临床疗效。不同的给药途径吸收速度一般如下：静脉＞吸入＞皮下＞直肠或口腔＞口服＞皮肤。常用口服剂型的吸收速度一般为溶液剂＞混悬剂＞胶囊剂＞片剂＞丸剂＞包衣片剂。不同类型的中成药的服用时间也应不同，大多数药物宜在饭后服用，尤其是补益药（如人参），健胃药（如补脾益肠丸）和对胃肠刺激性较大的药物（如甘露消毒片）；而驱虫药（如乌梅丸）和泻下药（如大承气汤），则于空腹时服用较好；安神类药物应在睡前服用。不管是在饭前或饭后服药，都应与饮食有半小时至一小时的间隔，以免影响药效。由于患者年龄、体质的不同，输液速度直接影响患者的反应。

患者的依从性：依从性即患者的行为（如使用药物、控制饮食、调整生活习惯及复诊）与治疗或健康建议的一致性。若患者的依从性较强则会提高药物的疗效，反之则降低药物的疗效。

机体因素

性别：一般女性对药物的敏感性大于男性，故女性用量宜小；另外女性有月经、妊娠、哺乳等生理过程，对许多药物的反应与一般情况不同，尤其是妊娠期间，某些药物具有损伤胎儿的危害，因此更应慎重。

年龄：儿童因发育尚未完善，故对药物的敏感程度较高，老年人因各种生理功能的衰退，对药物的耐受性弱，故老人和儿童用药应适当减量。

体质：有的患者身体属于特殊性体质，对药物的反应与常人不同，服药时更易产生不良反应，出现的毒性与药物的药理作用和用药剂量无关，完全由患者本身体质所致，如过敏体质人群。

生理病理和营养状况：药物的反应性与患者体质强弱、病情轻重、病程长短及并发病症等密切相关，尤其是肝肾损伤时，可影响药物在肝内代谢和经肾排泄而产生药物不良反应，甚至引起中毒。且人在饥饿、疲劳、体弱的情况下，对毒性药物的敏感度增高。

3. 联合应用

为了提高中成药的疗效，常常采取联合用药的方式，既可中药之间联合应用，也可中西药物联合应用。

中成药的联合使用

当病情复杂，一种中成药不能满足病情需要时，可以联合中药汤剂或多种中成药联合运用。应用时要注意以下原则：① 多种中成药的联合应用，应遵循药效互补原则及增效减毒原则。功能相同或基本相同的中成药原则上不宜叠加使用；② 药性峻烈的或含毒性成分的药物应避免重复使用；③ 合并用药时，应避免不同中成药间的药物配伍禁忌（如十八反、十九畏）、避免药物重复后过量。

需要特别注意的是，中药注射剂联合使用应谨慎，并应遵循以下原则：① 两种以上中药注射剂联合使用，应遵循主治功效互补及增效减毒原则，符合中医传统配伍理论的要求，无配伍禁忌；② 应谨慎考虑中药注射剂的间隔时间以及药物相互作用等问题；③ 需同时使用两种或两种以上中药注射剂，严禁混合配伍，应分开使用。除有特殊说明，中药注射剂不宜两个或两个以上品种同时共用一条通道。

中成药与西药的联合使用

针对具体疾病制定用药方案时，应分别根据中西药物的使用目的确定给药剂量、给药时间、给药途径。在应用时要注意：① 中成药与西药如无明确禁忌，可以联合应用，给药途径相同的，应分开使用；② 应避免副作用相似的中西药联合使用，也应避免有不良相互作用的中西药联合使用。

中西药注射剂联合使用时，还应遵循以下原则：① 谨慎联合使用。如果中西药注射剂确需联合用药，应根据中西医诊断和各自的用药原则选药，充分考虑药物之间的相互作用，尽可能减少联用药物的种数和剂量，根据临床情况及时调整用药；② 中西注射剂联用，尽可能选择不同的给药途径（如脊椎腔注射、穴位注射、静脉注射）。必须同一途径用药时，应将中西药分开使用，谨慎考虑两种注射剂的使用间隔时间以及药物相互作用，严禁混合配伍。

4. 服用方法

中成药组方与剂型相对固定，临证时不便根据病情加减变化，从应用的角度讲，受到一定限制。因此，历代医家在长期应用过程中，非常注重“引药”的使用。如《太平惠民和剂局方》所载的788种中成药，几乎都有引药与服用方法的记述。

引药，也称药引、引子药，是中成药在应用时的辅助物品，通常用来送服药物。恰当地使用引药，能够起到引药物直达病所、照顾兼症、扩大治疗范围、调和药性、降低不良反应等作用。

引药取材广泛，除了常用药以外，一些药食两用之品，尤其是日常生活中的食品多可作引药使用，如酒、盐、糖、姜、葱、米汁、蜂蜜、荷叶等。这些物品方便易得，简便实用，选用恰当，可收画龙点睛之效。

使用引药，既要按照中医理论把握一般原则，又应根据病性、病情灵活变化。通常情况下，服用外感类中成药，多以薄荷、生姜、葱白等为引，以助解表散邪；服用除痹、祛瘀类中成药，多以酒为引，取其通达之性以行药势；服用理血止痛类中成药，多以醋为引以助药效；服用补益类中成药，可根据不同脏腑特点选择引药，如补益脾胃可选米汤，补肾可选淡盐水等。

以下，再简要介绍几味常用引药。

米汤：米汤味甘性平，能保护胃气、健脾补中。常用于送服补气、健脾、养胃、止渴及滋补类中成药，如香连丸、八珍丸、香砂养胃丸、人参养荣丸、十全大补丸等。米汤以小米为上，大米次之。

大枣汤：大枣味甘性平，能补中益气、养血安神、缓和药性。常用于送服补益中气、健脾、安神类中成药，如补中益气丸、归脾丸等。

生姜汤：生姜味辛性温，能散风寒、暖肠胃、止呕吐。常用于送服祛风寒、健脾和胃类中成药，如通宣理肺丸、藿香正气丸、附子理中丸等。

葱白汤：葱白味辛性热，能发汗解表、散寒通阳。常用于送服解表散寒、温经通阳类中成药，如感冒冲剂、九味羌活丸、荆防败毒散等。

白酒：白酒味甘辛性热，能通经活血、驱风散寒。常用于送服活血散寒、通经祛瘀类中成药，如活络丹、再造丸、七厘散、乌鸡白凤丸等。

黄酒：黄酒味甘性温，能通经络、散风寒、行药势。常用于送服活血通经、化瘀散寒类中成药，如活络丹、追风丸、木瓜丸、云南白药等。

红糖：红糖味甘性温，能补血、散寒、祛瘀。常用于送服养血、祛瘀、散寒类中成药，如血府逐瘀丸、香连丸、十全大补丸、益母草膏等。

蜂蜜：蜂蜜味甘性平，能补中缓急、润肺止咳、润肠通便。常用于送服养阴润燥类中成药，如蛤蚧定喘丸、百合固金丸、麻仁丸、润肠丸等。

盐汤：盐味咸性寒，能强筋骨、软坚结、引药入肾。常用于送服滋肾补虚类中成药，如六味地黄丸、七宝美髯丹、大补阴丸、金锁固精丸等。

食醋：食醋味酸性微温，能散瘀止痛、解毒杀虫。常用于送服祛瘀、止痛、杀虫类中成药，如逍遥丸、桂枝茯苓丸、乌梅丸等。

可用于引药的还有很多，从历代医著中可以发现，前人在应用引药方面，给我们留下了很宝贵经验，值得我们学习和借鉴。

此外，在服用中成药时，还应注意服用时间。如补阳药适合清晨服用，发散解表及升阳益气药宜午前服用，泻下药适宜于午后或入夜服用，安神药宜睡前服用。

5. 使用注意

避免不良反应

合理使用中成药包括正确的辨证选药、选择剂型、给药途径、用法用量、使用疗程、禁忌证、合并用药等多个方面，其中任何环节有问题都可能引发药物不良事件。因此，保证用药安全是中成药应用前提。

药物的两重性是药物作用的基本规律之一，中成药也不例外，中成药既能起到防病治病的作用，也可引起不良反应。

中成药使用中出现不良反应的主要原因有：①方药证候不符，如辨证不当、适应证把握不准确；②中药自身所含的毒性成分引起的不良反应；③中药炮制或制备工艺不当引起的毒性反应；④特异性体质对某些药物的不耐受、过敏等；⑤超剂量或超疗程用药，特别是含有毒性中药材的中成药，如朱砂、雄黄、蟾酥、附子、川乌、草乌、北豆根等，过量服用即可引起中毒甚至死亡；⑥不适当的中药或中西药的联合应用。

中成药使用中出现的不良反应有多种类型，临床可见以消化系统症状（恶心、呕吐、口苦、腹痛腹泻等）、皮肤黏膜系统症状（皮疹、瘙痒或皮肤潮红等）、泌尿系统症状（尿少、尿频、蛋白尿等）、神经系统症状（头晕、头痛、烦躁或睡眠不安等）、心血管系统症状（心悸、胸闷、血压下降或升高、心率加快或减慢等）、呼吸系统症状（咳嗽、呼吸困难、胸闷或哮喘等）、血液系统症状（白细胞下降、粒细胞减少或出血等）、精神症状或过敏性休克等为主要表现的不良反应，可表现为其中一种或几种症状。

临床上预防中成药不良反应，要注意以下几个方面：①辨证用药，采用合理的剂量和疗程。尤其是对特殊人群，如婴幼儿、老年人、孕妇以及原有脏器损害功能不全的患者，更应注意用药方案；②加强用药观察及中药不良反应的监测，完善中药不良反应的报告制度；③注意药物过敏史。对有药物过敏史的患者应密切观察其服药后的反应，如有过敏反应，应及时处理，以防止发生严重后果；④注意药物间的相互作用，中、西药并用时尤其要注意避免因药物之间相互作用而可能引起的不良反应；⑤需长期服药的患者要加强安全性指标的监测；⑥使用中药注射剂还应做到：用药前应仔细询问过敏史，对过敏体质者应慎用；严格按照药品说明书规定的功能主治使用，辨证施药，禁止超功能主治用药；中药注射剂应按照药品说明书推荐的剂量、调配要求、给药速度和疗程使用药品，不超剂量、过快滴注和长期连续用药；中药注射剂应单独使用，严禁混合配伍，谨慎联合用药。对长期使用的中药，在每疗程间要有一定的时间间隔；加强用药监护。用药过程中应密切观察用药反应，发现异常，立即停药，必要时采取积极救治措施；尤其对老人、儿童、肝肾功能异常等特殊人群和初次使用中药注射剂的患者应慎重使用，加强监测。

孕妇使用中成药的注意事项

- 妊娠期妇女必须用药时，应选择对胎儿无损害的中成药。

- 妊娠期妇女使用中成药，尽量采取口服途径给药，应慎重使用中药注射剂；应尽量缩短妊娠期妇女用药疗程，及时减量或停药。

- 可能导致妊娠期妇女流产或对胎儿有致畸作用的中成药，为妊娠禁忌。此类药物多为含有毒性较强或药性猛烈的药物组份，如砒霜、雄黄、轻粉、斑蝥、蟾酥、麝香、马钱子、乌头、附子、土鳖虫、水蛭、虻虫、三棱、莪术、商陆、甘遂、大戟、芫花、牵牛子、巴豆等。

- 可能会导致妊娠期妇女流产等副作用，属于妊娠慎用药物。这类药物多数含有通经祛瘀类的桃仁、红花、牛膝、蒲黄、五灵脂、穿山甲、王不留行、凌霄花、虎杖、卷柏、三七等，行气破滞类的枳实、大黄、芒硝、番泻叶、郁李仁等，辛热燥烈类的干姜、肉桂等，滑利通窍类的冬葵子、瞿麦、木通、漏芦等。

儿童使用中成药的注意事项

- 儿童使用中成药应注意生理特殊性，根据不同年龄阶段儿童生理特点，选择恰当的药物和用药方法，儿童中成药用药剂量，必须兼顾有效性和安全性。

- 宜优先选用儿童专用中成药，儿童专用中成药一般情况下说明书都列有与儿童年龄或体重相应的用药剂量，应根据推荐剂量选择相应药量。

- 非儿童专用中成药应结合具体病情，在保证有效性和安全性的前提下，根据儿童年龄与体重选择相应药量。一般情况 3 岁以内服 1/4 成人量，3 ～ 5 岁的可服 1/3 成人量，5 ～ 10 岁的可服 1/2 成人量，10 岁以上与成人量相差不大即可。

- 含有较大毒副作用成分的中成药，或者含有对小儿有特殊毒副作用成分的中成药，应充分衡量其风险和（或）收益，除没有其他治疗药物或方法而必须使用外，其他情况下不应使用。

- 儿童患者使用中成药的种类不宜多，应尽量采取口服或外用途径给药，慎重使用中药注射剂。

- 根据治疗效果，应尽量缩短儿童用药疗程，及时减量或停药。

老人使用中成药的注意事项

- 正确掌握用法用量，确保安全用药，对于一些含有毒性或药性猛烈的药物，勿剂量过大，药力过猛。

- 由于老年患者发生的不良反应高于普通成年人，而且其不良反应的表现又往往不典型，容易延误治疗，所以应高度重视中成药的不良反应。

- 由于老年患者疾病较为复杂，中成药与西药联合应用要适当，应密切注意各种药物间的相互影响，选用药品的种类宜少不宜多。

中成药的管理

中成药的生产与应用涉及原材料、加工、流通、储存等多个环节，了解管理方面的相关知识，对于保障用药安全、提高临床疗效、避免浪费等都有一定意义。

1. 生产许可

中成药的生产必须经过国家相关部门的批准，应获得“国药准字”批文。

“国药准字”是药品生产单位在生产新药前，经国家食品药品监督管理总局严格审批后，取得的药品生产批准文号，相当于人的身份证。其格式为：国药准字 +1 位字母 +8 位数字，其中化学药品使用的字母为“H”，中药使用的字母为“Z”等。只有获得此批准文号，药品才可以生产和销售。

“国药”的来历

由于历史原因，以前省级药品主管部门有权对药品进行审批，一些药品使用的是地方批准文号，如“京卫药准字”、“沪卫药准字”等。这些药品都是根据各省、直辖市的地方药品标准审批的，不利于国家对药品的统一管理。

为了保证临床用药安全，1999 年以后，国家将过去的地方药品标准提升为国家药品标准，对“X(省)卫药准字”的药品进行清理整顿，凡符合国家标准的药品核发“国药准字”的批准文号，对不符合国家标准的药品予以淘汰，同时将新药审批的权限划归为国家食品药品监督管理局。

相关法规

在现行《药品管理法》中规定，生产药品“需要经过国务院药品监督管理部门批准，并发给药品批准文号”。所以，现在如果我们在市场上发现“X 卫药准字”等非“国药准字”批准文号的药品，因为已经过了国家药监局规定的有效期，均可视为假药。百姓们在买药时，一定要仔细看好批准文号。无批准文号，或批准文号有问题的药品，不要购买，以免买到假药。

批文格式

药品批准文号格式为“国药准(试)字 + 字母 +8 位数字”。其中“药”代表是药品，这是最基本性质(与保健食品和医疗器械的区别)，“准”字代表国家批准生产的药品，

“试”代表国家批准试生产的药品。

字母包括 H、Z、S、B、T、F、J，分别代表药品不同类别：

H 代表化学药品

Z 代表中成药

S 代表生物制品

B 代表保健药品

T 代表体外化学诊断试剂

F 代表药用辅料

J 代表进口分包装药品

药店里常见的传统中成药，无论提取工艺如何，也无论有无毒副作用，都属“国药准字 Z”或“国药准字 B”，为具有治疗及保健作用的药品。无论是中药还是西药，如果临床证明没有毒副作用，皆可申请“国药准字 B”的批号，由于西药一般具有明显的毒副作用，所以目前的“国药准字 B”以中药为多。

8 位数字的第 1、2 位代表原批准文号的来源，其中 10 代表原卫生部批准的药品；19、20 代表国家药品监管部门批准的药品；11 北京市，12 天津市，13 河北省，14 山西省，15 内蒙古自治区，21 辽宁省，22 吉林省，23 黑龙江省，31 上海市，32 江苏省，33 浙江省，34 安徽省，35 福建省，36 江西省，37 山东省，41 河南省，42 湖北省，43 湖南省，44 广东省，45 广西壮族自治区，46 海南省，50 重庆市，51 四川省，52 贵州省，53 云南省，54 西藏自治区，61 陕西省，62 甘肃省，63 青海省，64 宁夏回族自治区，65 新疆维吾尔族自治区。

第 3、4 位代表换发批准文号之年的公元年号的后两位数字，但来源于卫生部和国家药品监管部门的批准文号仍使用原文号年号的后两位数字。第 5、6、7、8 位为批准文号的顺序号。

2. 含毒性中药材的中成药临床应用管理

毒性中药材是指按已经公布的相关法规和法定药材标准中标注为“大毒（剧毒）”、“有毒”的药材。其中属于大毒的，是国务院《医疗用毒性药品管理办法》（1988 年）颁布的 28 种毒性药材，包括砒石（红砒、白砒）、砒霜、水银、生马钱子、生川乌、生草乌、生白附子、生附子、生半夏、生南星、生巴豆、斑蝥、青娘虫、红娘虫、生甘遂、生狼毒、生藤黄、生千金子、生天仙子、闹羊花、雪上一枝蒿、红升丹、白降丹、蟾酥、洋金花、红粉、轻粉、雄黄。

含毒性中药材的中成药品种较多，分布于各科用药中，其中不乏临床常用品种。毒性中药材及其制剂具有较独特的疗效，但若使用不当，就会有致患者中毒的危险。且其中的毒性中药材的毒性范围广，涉及多个系统、器官，大部分毒性药材可一药引起多系统损伤，应引起重视。

另外，一些历代本草学著作中没有毒性记载的饮片及其制剂，近年来有研究报道其具有严重不良反应，比如，马兜铃、关木通、广防己、青木香、天仙藤等含马兜铃酸，处方中含有这些中药材的中成药，若长期服用，可能造成马兜铃酸的蓄积，导致肾间质纤维化，引起肾功能衰竭等不良反应。

因此，临床使用含毒性中药材的中成药时应注意：

辨证使用是防止中毒的关键

不同的病证选用不同的药物治疗，有的放矢，方能达到预期效果。另外，还应注意因人、因时、因地制宜，辨证施治，尤其对小儿、老人、孕妇、哺乳期妇女、体弱者，更应注意正确辨证使用中成药。

注意用量

含毒性中药材的中成药安全范围小，容易引起中毒，因而要严格控制剂量。既要注意每次用药剂量，还要注意用药时间，防止药物在体内蓄积中毒，同时还要注意个体差异，如孕妇、老人、儿童、体弱者要考虑机体特点。使用此类药，通常从小量开始，逐渐加量，而需长期用药的，必须注意有无蓄积性，可逐渐减量，或采取间歇给药，中病即止，防止蓄积中毒。

严格制度

建立健全保管、验收、调配、核对等制度，坚持从正规渠道购进药品。

3. 中成药不良反应的监测

在合理使用中成药的同时，应加强其不良反应的监测工作，逐步建立起完善的中成药不良反应监测体系，减少漏报率。一旦出现不良反应立即停药，并采取相应纠正措施。

特别加强中药注射剂、含毒性中药材中成药的不良反应监测，临床用药前应详细询问过敏史，重视个体差异，辨证施治。制定科学用药方案，避免中西药联合应用的不良反应，掌握含毒性药材中成药的用药规律。

建立中药严重不良反应快速反应、紧急处理预案，并建立严重病例报告追踪调查制度。对中药严重不良反应关联性进行分析评价时，必要时应追踪原始病案、药品生产厂家、批号及原料药的产地、采集、加工、炮制与制剂的工艺方法等。

对上市5年以内的药品和列为国家重点监测的药品，要报告该药品引起的所有可疑不良反应；对上市5年以上的药品主要报告该药品引起严重、罕见或新的不良反应。各省、自治区、直辖市药品监督管理部门和卫生行政部门是本地区实行药品不良反应报告制度的监管部门。国家对药品不良反应实行逐级、定期报告制度。严重或罕见的药品不良反应须随时报告，必要时可以越级报告。医疗预防保健机构发现严重、罕见或新的不良反应病例和在外单位使用药物发生不良反应后来本单位就诊的病例，应先经医护人员诊治和处理，并在15个工作日内向所在省、自治区、直辖市药品不良反应监测部门报告。

4. 处方药与非处方药

1999年国家食品药品监督管理局颁布实施了《处方药与非处方药分类管理办法》（试行），共十五条。该办法规定根据药品品种、规格、适应证、剂量及给药途径不同，对药品按处方药与非处方药分别进行管理。

所谓处方药，必须凭执业医师或执业助理医师处方才可调配、购买和使用。非处方药，不需要凭执业医师或执业助理医师处方即可自行判断、购买和使用。非处方药根据药品安全性的不同，分为甲类非处方药和乙类非处方药。甲类非处方药必须在药店由执业药师或药师指导下购买和使用；乙类非处方药除可在药店出售外，还可经过当地地市级以上药品监督部门批准，在普通商业企业销售。

了解处方药与非处方药的相关规定和知识，有利于根据具体情况方便、合理地选择中成药。需要注意的是，无论是选用处方药还是非处方药，都应仔细辨认产品商标、标签、说明书等，尤其是自行购买中成药，应仔细阅读说明书，查验生产日期和失效期，慎重选用和服用中成药。

各论

滋补药
安全用药

概　述

随着人们生活水平的提高，养生知识的普及，补益药的使用越来越多，服用补益药的人群也在不断增加，特别是药食同源的一些中药，使用越来越普遍，那是不是每个人都可以随意服用补益药？是不是每味补益药都能起到较好的作用？这些是值得关注的问题。补益中药一般以益气、养血、滋阴、助阳的作用为主，并非所有的人都适合进补。应该根据个人体质的不同服用不同的补益药，才能收到较好的效果，否则的话，可能对机体产生一些不良反应。例如，本身体质属于气虚的患者，常见少气懒言、大便溏泄，甚则浮肿脱肛，可以服用一些补气的中药，如人参、党参、西洋参、太子参、黄芪、白术、山药、扁豆、甘草；血虚体质的人群面色萎黄、指甲苍白、眩晕耳鸣、视物昏花、月经后期量少色，可服用一些当归、熟地黄、何首乌、白芍、阿胶、龙眼肉等；阴虚体质者，见有干咳少痰，或咯痰带血、口干舌燥、咽痛音哑等症状，以及咽干口渴、纳呆不饥、胃中嘈杂、呕哕，或大便燥结，可服用沙参、麦冬、天冬、石斛、玉竹、黄精、百合、枸杞子、桑椹、墨旱莲、女贞子、龟甲、鳖甲等补阴的药品；阳虚体质者见肢寒畏冷、腰膝酸痛、阳痿早泄、宫冷不孕、白带清稀、遗尿尿频、小便清长等，可用鹿茸、鹿角胶、杜仲、冬虫夏草、蛤蚧、胡桃肉、紫河车、菟丝子、沙苑子、锁阳、海狗肾、韭菜籽、阳起石等中药。根据体质的情况，也可互相联合进行使用，如气虚证的阳虚证，表示机体的活动能力衰退，阳虚多兼气虚，而气虚又多导致阳虚；阴虚和血虚证，表示机体精血津液的耗损，阴虚多兼血虚，血虚也易导致阴虚，故临证时往往补气药和补阳药，补血药和补阴药，相互配合应用。

但是补益药对于本身体质比较强壮的人来说，不可滥用，过量使用，可致病情加重或造成疾病的发生。补益药并非有益无害、多多益善，用之不当也可产生不良后果。使用补益药时，应根据本身体质的偏胜偏衰选择合适的药。同时应在医师和药师的指导下用药。以下介绍几种常见滋补药的合理使用。

蜂蜜

1. **我们都知道蜂蜜是一种常见的食品，但对于蜂蜜的药用历史并不是很清楚，能简要说一下吗？**

答：蜂蜜既是药物又是食品，属于药食同源的品种。我国食用蜂蜜用于保健和治疗疾病有着悠久的历史，《神农本草经》和《本草纲目》中都有关于蜂蜜的描述。《神农本草经》中所载蜂蜜叫做崖蜜或者石蜜，古代采集的蜂蜜都是从石洞中或者悬崖下采集的野生蜂蜜，因而得名。之后，李时珍在《本草纲目》中为蜂蜜正名："蜜以密成，故谓之蜜。《本经》原作石蜜，盖以生岩石者为良耳，而诸家反致疑辩。今直题曰蜂蜜，正名也。"从此将石蜜改成了蜂蜜。

2. **蜂蜜有哪些分类？**

答：蜂蜜是营养丰富的保健佳品，但市场上的蜂蜜多达几十种，如何选购蜂蜜，是很多人关心的问题，不同种类的蜂蜜有着不同的功效。一般来说，蜂蜜根据其采集季节不同有冬蜜、夏蜜、春蜜之分，以冬蜜最好。根据蜜源的不同，又可以分为洋槐蜜、桂花蜜、枣花蜜、梨花蜜、葵花蜜、荞麦花蜜、紫云英花蜜、荔枝花蜜、椴树蜜、枸杞蜜、黄连蜜、荆条蜜等，其中以枣花蜜、紫云英花蜜、荔枝花蜜质量较好，为上等蜜。桂花蜜更被誉为"蜜中之王"，在古代则是宫廷贡品。根据蜂蜜原料来源可分为天然蜜和甘露蜜。此外根据蜂蜜在常温下的物理状态又可分为液态蜜和结晶蜜。

3. **由于蜂蜜受到人们的青睐，部分商家通过加入白糖、硫酸熬制假蜂蜜，或者用饴糖、糖浆、果葡糖浆等充当蜂蜜。为了迷惑市民，造假者还在假蜂蜜中加入增稠剂、甜味剂、防腐剂、香精和色素等化学物质。那么我们在购买蜂蜜时有什么简便而又准确的鉴别方法呢？**

答：消费者没有专业的设备，只有通过感官进行鉴别，分辨蜂蜜的优劣，主要鉴别以下几个方面。

看外观：①色泽。观察其颜色深浅，是否有光泽。②黏稠度。组织状态是否呈胶体状（类似杏仁茶的状态），黏稠程度如何。③杂质。有无沉淀、杂质、气泡等。

闻气味：气味是否清香宜人，有没有异味（发酵酸味、酒味等）。

尝味道：口味是否清甜纯正，有无苦涩、酸和金属味等不良滋味及麻舌感等。

另外，市场上的蜂蜜品种良莠不齐，有些商家以花蜜混淆视听，牟取暴利。实际上，花蜜并不属于蜂蜜的范畴，蜂蜜是蜜蜂从植物的花中采得花蜜在蜂巢中酿制而成。蜜蜂采得花蜜后，存入蜜蜂的第二个胃中，在体内转化酶的作用下经过一段时间的发酵，回到蜂巢中吐出。由于蜂巢内温度经常保持在35℃左右，水分会不断蒸发，经过一段时间，花蜜成为水分含量少于20%的蜂蜜。而花蜜是指花源植物里还没经蜜蜂采回来，或刚采回来还没经加工的水蜜。从成分上讲，其含水量很大，花蜜的含水量约为80%。蔗糖含量也较高，而且没有酶值。市场上贩售的花蜜是厂家以低价收购了养蜂场未经蜜蜂加工的花蜜，经高温加工浓缩后制成。因此鱼目混珠的花蜜特征是没有各种蜂蜜特有的风味，色泽深、口感差、营养低、稠度高、价格低，若抽检到则为不合格产品（蔗糖过高、酶值不够）。

4. **蜂蜜的药性是怎样的？**

答：中药都具有一定的性和味。各种中药古籍及现代论著中会在每论述一种药物时首先标明其性味，这对于认识各种药物的共性和个性，以及临床用药都有实际意义。药味由口尝而得，不光代表了药物的味道，其不同滋味与药物作用之间有一定必然的联系，所以药味可以反映药物的实际性能。中药分为辛、甘、酸、苦、咸五种最基本的滋味，其中辛、甘、淡属阳。蜂蜜味甘，味甘者一般有补益、和中、缓急等作用。一般用于治疗虚证的滋补强壮药，如党参、熟地，和治疗拘急疼痛、调和药性的药物，如饴糖、甘草等，皆有甘味。甘味药多质润而善于滋燥。

药性是根据中药实际疗效归纳总结得出，是从性质上对药物作用的高度概括。中药一般分为寒、热、温、凉四种药性，蜂蜜性平。平性药，是指药物性寒热之性不甚显著，作用比较和缓的药物。中药归经就是药物对于人体某些脏腑、经络有着特殊的作用。中药辨明归经是对药性理论了解的重要方面，中医里有句名言：“不辨经和络，说话开方总是错”，指出了中药归经的重要性。蜂蜜归脾、胃、肺、大肠经，归纳了其作用的脏腑。

5. **服用蜂蜜对人有哪些作用呢？**

答：《神农本草经》对蜂蜜的作用已有记载：“安五脏，益气补中，止痛解毒，除百病，和百药，久服轻身延年”。《本草纲目》对蜂蜜有更加详细的描述：“入药之功有五：清热也，补中也，解毒也，润燥也，止痛也。生则性凉，故能清热；熟则性温，故能补中；甘而和平，故能解毒；柔而濡泽，故能润燥。”

按照现代医学的解释，蜂蜜有以下几种作用。

促进消化：蜂蜜对胃酸分泌有双向调节作用，少量食用蜂蜜会刺激胃酸分泌，过量食用会抑制胃酸分泌。另外，蜂蜜可以缓解胃痛及胃烧灼感，胃十二指肠溃疡服用蜂蜜也有辅助作用。

防止便秘：经常食用蜂蜜可以调理肠胃，通便效果非常好，可以有效地缓解便秘问题，尤其适合老年人的便秘。

滋润肌肤：经常食用蜂蜜可以让肌肤红润有光泽。

调节内分泌：可有效调理内分泌问题，尤其适用于女性。

抗菌消炎：优质蜂蜜防腐作用极强，在室温下放置数年不会腐败。有研究证实，其可以抑制链球菌、葡萄球菌、白喉杆菌等革兰阳性菌的生长繁殖。

促进组织再生：蜂蜜由于其丰富的营养成分有着促进组织再生的作用。有媒体报道，在处理伤口时，将少量蜂蜜涂于患处，可减少渗出、减轻疼痛，促进伤口愈合，另外由于其抗菌消炎的作用，可以防止伤口感染。但笔者认为此报道不甚全面，水能载舟亦能覆舟，由于蜂蜜中含有大量葡萄糖，容易引起细菌的滋生和繁殖，涂抹初期由于蜂蜜浓度高、渗透压大，蜂蜜抗菌作用较强，但是经过一段时间，蜂蜜在体表吸收水分逐渐稀释，抗菌作用逐渐减小，葡萄糖的作用占据主导地位，反而减缓伤口愈合，甚至可能发生感染，因此外伤不建议使用蜂蜜处理伤口。

保护肝脏：蜂蜜对肝脏有保护作用，能促进肝细胞的再生，在一定程度上能够抑制脂肪肝的形成。

延缓衰老：据《保健时报》报道，古希腊医生希波克拉底和著名科学家德漠克利经常食用蜂蜜，俩人都活到了107岁。俄国教授谬尔巴赫，每天早晚服用蜂蜜，120岁时还精力充沛。前苏联学者曾调查了200多名百岁以上的老人，其中有143人为养蜂人，证实他们长寿与常吃蜂蜜有关。

提高免疫力：食用蜂蜜可以提高人体免疫力，经常食用蜂蜜的人免疫力较好，不易患病。

6. **如何正确服用蜂蜜呢？**

答：蜂蜜虽好也不可贪多，蜂蜜中含有大量葡萄糖和果糖，不可多服，一次进食过多，可使血糖升高诱发糖尿病。正常情况下成人每天食用20g左右为宜。另外，由于蜂蜜中含有人体代谢中起重要作用的酶，加热后酶会受到破坏而会失去活性，营养价值消失。服用时应该用不超过50℃的温开水调服。存放和服用过程中避免接触金属物品，服用时间以早晨或饭前1～1.5小时或饭后2～3小时服用为宜。

7. 蜂蜜对人体有这么多的益处，人人都可以服用吗？有哪些人不宜服用呢？

答：蜂蜜不仅是滋补之佳品，又是治病之良药，一般人群均可食用。蜂蜜适宜肺燥咳嗽、干咳无痰之人食用；适宜肠燥便秘，尤其适宜老年人、体弱者、病后、产妇便秘时食用；适宜高血压、心脏病、冠心病、肝脏患者食用；适宜生长发育期的儿童食用；适宜神经衰弱、失眠患者及肥胖者食用。但是蜂蜜虽好亦有忌，有些人群不宜食用蜂蜜。

婴幼儿不宜服用：蜜蜂在采取花粉过程中有可能把被肉毒杆菌污染的花粉和蜜带回蜂箱，使蜂蜜容易受到肉毒杆菌的污染。而肉毒杆菌芽孢在100℃的高温下仍然可以存活，很难完全杀灭。婴幼儿身体各部分功能没有发育成熟，免疫力较低，肉毒杆菌容易在肠道中繁殖并产生毒素，从而引起中毒。

糖尿患者不能服用蜂蜜：营养分析表明，蜂蜜中含有大约35%葡萄糖，40%果糖。葡萄糖和果糖均为单糖，进入肠道后无需消化可直接被吸收入血，使血糖升高。因此，蜂蜜的升血糖作用特别明显。糖尿患者是不能服用蜂蜜的。

肝硬化患者不能喝蜂蜜：通常来说，蜂蜜对于肝脏有保护作用，但是对于肝硬化患者来说，由于蜂蜜会加重肝脏的纤维化，所以肝硬化患者不能食用蜂蜜。

胃寒、腹泻患者：胃寒、容易腹泻的人食用蜂蜜需要谨慎，因为蜂蜜性质稍微偏凉，食用时从少量开始，如果症状加重，就停止食用。胃病患者，如有溃疡或者经常胃酸过多者，应该避免空腹服用蜂蜜，以免刺激胃酸分泌，影响病灶。

体质湿寒者：体质湿寒和浮肿患者食用蜂蜜会加重湿气，应该权衡利弊，谨慎使用。

8. 在服用蜂蜜时，最好不要与那些食物或药物同时服用呢？

答：有些食物或药物与蜂蜜不能同服，应该注意。

葱：喝蜂蜜水不能吃葱，这样会产生毒素对身体有害。

豆腐、韭菜：蜂蜜不能与豆腐、韭菜同食，因为豆腐性寒，能清热散血，与蜂蜜同食容易导致腹泻；而韭菜含有丰富的维生素C，容易被蜂蜜中的矿物质如铜、铁等离子氧化而失去作用。

对乙酰氨基酚：很多感冒药如泰诺、快克、百服宁等都含有解热镇痛药对乙酰氨基酚，其与蜂蜜能够形成一种复合物，影响机体对其的吸收速率，从而减弱退热作用，使药效下降。

9. **人们在服用蜂蜜时会有哪些认识上的误区呢？**

答：蜂蜜结晶了，是掺了白糖的假蜂蜜，或者质量不好。实际上，蜂蜜随着外界环境的变化，特别是冬季气温变化，蜂蜜往往会从液态变为结晶状态，这是葡萄糖围绕结晶核形成颗粒，并在颗粒周围包上一层果糖，颜色由深变浅，大多蜜种结晶后呈乳白色或白色。这是一种正常现象，蜂蜜的营养价值未发生变化，也不会影响蜂蜜的质量。

颜色透明的淡黄色蜂蜜才是质量好的真蜂蜜：纯天然蜂蜜中由于含有一些花粉和气泡，会影响蜂蜜的透明度。因此，纯天然没有任何加工的蜂蜜，透明度不会太好，相反，那些人为加工的水蜜有较好的透明度。蜂蜜色泽和其品种有关，但从营养观点来说，深色蜂蜜不比浅色蜂蜜差，如深琥珀色的荞麦蜂蜜其氨基酸的含量比水白色的洋槐高 10 倍以上。

服用蜂蜜没有立竿见影的明显效果：蜂蜜属于保健品，有一定的保健功效，但不可能和西药一样产生立竿见影的效果，服用蜂蜜需要长期坚持，方能发挥功效。

10. **应如何合理储存蜂蜜？**

答：储存蜂蜜时应放在干燥、阴凉、清洁和通风处，温度保持在 5 ~ 10℃，空气湿度不超过 75%。装蜂蜜的容器要盖严，防止漏气，尽量减少蜂蜜与空气接触。

核桃仁

1. **核桃仁作为常用的食品，有什么药用价值？**

答：核桃仁为胡桃核内的果肉，又名胡桃仁、胡桃肉。核桃仁具有很高的药用价值，被临床上广泛应用。中医学认为核桃仁性温、味甘、无毒，有健胃、补血、润肺、养神、润肠通便等功效。《神农本草经》将核桃仁列为久服轻身益气、延年益寿的上品。唐代孟诜著《食疗本草》中记述，食用核桃仁可以开胃，通润血脉，使骨肉细腻。宋代刘翰等著《开宝本草》中记述，核桃仁“食之令肥健，润肌，黑须发，多食利小水，去五痔”。明代李时珍著《本草纲目》记述，核桃仁有“补气养血，润燥化痰，益命门，利三焦，温肺润肠，治虚寒喘咳，腰脚重疼，心腹疝痛，血痢肠风”等功效。

2. **核桃仁作为滋补佳品，其含有哪些营养成分呢？**

答：核桃仁营养丰富，研究表明每百克核桃仁中含蛋白质 15 ~ 20g，糖类 10g，脂肪 60 ~ 70g。核桃仁中所含脂肪的主要成分是亚油酸甘油脂，食后能减少肠道对胆固醇的吸收，因此，可作为高血压、动脉硬化患者的滋补佳品。此外，核桃仁还含有人体所必需的多种微量元素和矿物质如钙、磷、铁，以及胡萝卜素、核黄素等多种维生素。核桃仁中所含的微量元素锌和锰是脑垂体的重要组成成分，因此经常使用核桃仁有益于补充大脑所需的各种营养，具有健脑益智作用。

3. **核桃作为补脑益智佳品受到人们的喜爱，我们在购买核桃的时候应如何挑选呢？**

答：如果是购买核桃，首先需挑选个头均匀、饱满，外表为深褐色或带有少许黑色的核桃；其次应挑选分量足的核桃，质量较轻的核桃多为空果或坏果；最后还可以通过气味进行鉴别。陈果和坏果有较强烈的哈喇味。此外一些不良商家为了迎合消费者对外观的喜好，会对核桃表皮进行药水漂白，漂白后的核桃，药物会通过缝隙进入到里层，这样核桃仁闻起来就会有刺鼻的药水味，这样的核桃，顾客千万不要购买。

购买核桃仁时首先应重点注意观察核桃肉的颜色，通常新鲜的核桃肉颜色呈淡黄色或浅琥珀色，如果颜色越深，说明桃核越陈；其次消费者也可通过闻味的方法来判别产品是否新鲜可食，如产品有油蚝味，说明产品已经酸败变质，不能食用。

4. 我们知道每一味中药都有其药性，那么核桃仁的药性是怎样的呢？

答：核桃仁味甘、性温，归肾经、肺、大肠经。具有补肾固精、温肺定喘、润肠通便的功效。主要应用于肾阳虚衰，腰痛脚弱，小便频数，肺肾不足，虚寒喘咳，肺虚久咳、气喘，肠燥便秘等症状。

5. 核桃仁具有哪些作用呢？

答：核桃仁作为滋补佳品具有极高的营养价值，其药理作用主要有以下几个方面。

消炎杀菌，养护皮肤：桃核仁有直接的抑菌消炎作用。据临床报道，将核桃仁捣烂制成的核桃焦油氧化锌糊膏，可治疗皮炎、湿疹，有效率达 100%。此外核桃仁富含油脂，有利于润泽肌肤，保持人体活力。

补脑益智：核桃仁含有较多的蛋白质及人体营养必需的不饱和脂肪酸，这些成分皆为大脑组织细胞代谢的重要物质，能滋养脑细胞，增强脑功能。

净化血液，降低胆固醇：核桃仁能减少肠道对胆固醇的吸收，并可溶解胆固醇，排除血管壁内的“污垢杂质”，使血液净化，从而为人体提供更好的新鲜血液。所以，核桃仁有防止动脉硬化，降低胆固醇的作用。此外，核桃还可用于治疗非胰岛素依赖型糖尿病。

核桃仁含有大量维生素 E，经常食用有润肺、黑发的作用。

舒缓疲劳和减压作用。

润燥滑肠：用于肠燥便秘的大便难解，同时有较强的活血调经、祛瘀生新的功效，对止咳也有一定作用。

对神经衰弱具有一定的治疗作用。每天早晚各吃 1 ~ 2 个核桃仁对老年人常见的头晕、失眠、心悸、健忘、食欲不振、腰膝酸软、全身无力等症状可起到滋补治疗作用。

6. 核桃仁能治疗哪些疾病呢？

答：治疗尿路结石：胡桃仁 4 两，用食油炸酥，加糖适量混合研磨，使成乳剂或膏状。于 1 ~ 2 天内分次服完（儿童酌减）。连续服药至结石排出、症状消失为止。对于泌尿系统各部之结石，一般在服药后数天即能 1 次或多次排石，且较服药前缩小而变软，或分解于尿液中而使呈乳白色。因此认为本品可能有溶石作用。

治疗皮炎、湿疹：胡桃仁捣碎，炒至完全焦黑出油为度，用乳钵研成糊状，冷后备用。对一般皮炎、湿疹的渗出糜烂期或亚急性期，可用 30% ~ 50% 胡桃仁焦油氧化锌糊膏均匀薄敷，如渗出液多时胡桃仁焦油宜多加，即使用纯油亦无刺激。如患处渗出液不多、糜烂不重时，可在均匀薄敷的药膏表面再撒上1层滑石粉固定，一般不需包扎；若渗出液较多时则需厚敷，用纱布包扎，每天换药1～2次，下次换药时不能用水洗，同时内服一般脱敏药物。

治疗外耳道疖肿：取胡桃仁1两，用食油2两炸枯，过滤弃渣。以其油浸制小纱条（最好加少许冰片），塞入外耳道疖肿处，每天1换。一般治疗后能立感轻快或止痛，并能维持24小时左右。数天可愈。

7. **核桃仁在应用时有哪些需要注意的地方呢?**

答：核桃仁不能与野鸡肉一起食用，

肺炎、支气管扩张等患者不宜用。

核桃仁亦不宜与酒同食。据宋朝刘翰《开宝本草》记载："饮酒食核桃令人咯血。"可能是因为核桃性热，多食生痰动火，而白酒也属甘辛大热，两者同食，易致血热的缘故。特别是有咯血宿疾的人，更应禁忌。如支气管扩张，肺结核患者，饮白酒即可引起咯血，不与核桃共食，亦可致病。

在食用核桃仁的过程中应注意，有哈喇味的核桃仁不能食用，因为这种核桃仁实际上是被氧化了的核桃仁。核桃仁对人体有很多的好处，它含有丰富的多不饱和脂肪酸，可以促进心脑血管的健康，有助于儿童大脑的正常发育，维持脑细胞的活性等等，但是，氧化了的多不饱和脂肪酸，对身体是有害的，不仅没有预防心脑血管疾病的益处，反倒有促进血管疾病发病的作用，氧化的脂肪酸对于癌症的发展也有促进的作用。

核桃仁虽然具有滋补作用，但也应注意适量服用。尽管核桃仁本身所含的脂肪成分能促进胆固醇的清除，但脂肪本身含热量较高，过多食用后不能完全被人体利用就会当做胆固醇储存起来。一般每天食用4～5个核桃为宜，同时避免摄入其他脂肪成分，以避免摄入过多脂肪。

8. **在日常生活当中，核桃仁都有哪些简单方便的食用方法呢?**

答：核桃仁作为一种营养佳品，在生活中可有多种食用方法，如下所述。

每天嚼服2～3个核桃仁，坚持服用2～3个月可达到滋润肌肤、养发、乌发的作用。

将核桃仁与粳米、白糖一起做成核桃仁粥，对中老年妇女有抗衰老、美容的作用。

可将核桃仁用油炸酥当做零食吃。

核桃仁搭配香椿苗，既营养又爽口。

9. **核桃仁该如何保存呢?**

答：核桃仁富含油脂，容易变潮。我们购买核桃仁时避免一次购买过多。如需保存时尽量放在通风透气的地方，不让其发霉。同时注意不要用密封袋装、最好使用布袋、麻袋或其他的透风较好的袋子。如果购买的是核桃最好是带壳保存，吃的时候再剥开。

紫河车

1. **紫河车作为一种中药，而且也是目前常用的保健品，并不为大多数人所熟知，能简单介绍一下吗？**

答：紫河车，指人类的胎盘。又名胎盘、胞衣等，是健康妇女娩出的胎盘，经过洗净、烘制干燥而成。其之所以名为紫河车，据《本草纲目》解释，“天地之先，阴阳之祖，乾坤之始，胚胎将兆，九九数足，胎儿则乘而载之”，其遨游于西天佛国，南海仙山，飘荡于蓬莱仙境，万里天河，故称之为河车。母体娩出时为红色，稍放置即转紫色，因此，入药时称为“紫河车”。

据传，早在两千多年前，秦始皇为了长生不老，曾食童男童女，后发现胎盘长生之效尤胜童躯，始皇遂御命其为皇室养生之上品，后历代君王均以胎盘养生延寿。清宫太医私传，慈禧太后在中年以后就长年服食足月头胎男婴胎盘，以养容颜。在美国女画家卡尔为慈禧所画的肖像中，慈禧虽时年过半百，却面容娇好，风韵犹存，其中胎盘的作用不可小觑。西方宫廷也有服用胎盘的历史，18 世纪法国路易十六的王妃及传说中的美女玛莉·爱德华，都服用过人胎盘。

2. **紫河车为珍贵中药材，不良商家见利忘义，以次充好，以假乱真，在没有专业设备的情况下，消费者购买时应怎样辨别真伪呢？**

答：真品紫河车：外观为不规则的类圆形或椭圆形碟状物，直径 9 ~ 16cm，厚 1 ~ 2cm。黄白色、紫黄色或紫黑色。外面（即母体面）凹凸不平，有多数沟纹，为绒毛叶；内面（即胎儿面）由一层极薄的羊膜包被，较光滑，在中央或一侧附有脐带的残余，由脐带处向四周散射出许多血管分支，边缘向内卷曲；体轻，质坚脆，折断面黄色或棕色，杂有白色块粒，靠胎儿面较疏松；闻之有特异的腥气。

劣质紫河车：因掺伪或用明矾水、双氧水浸泡，干燥后外观呈圆形或扁圆形的团块状，边缘和中间近等厚，外表具沟纹，并有由胎盘小叶组成的皱缩，内表面不光滑，周边几乎不卷曲；外表为橙黄色或浅黄色；体重，质坚实不易折断；闻之有股熟玉米味。

伪品猪胎盘：外形呈扁圆形或椭圆形的菜花状或荷包形，厚薄不一，边缘中间稍薄，外表由胎膜包围；表面棕褐色或紫黑色，体轻，质硬脆，易折断，闻之亦有腥味。伪品猪胎盘更不具备真品紫河车的各项功效，故不可代替真品使用，服用时要仔细辨别真伪、优劣，以免贻误治疗。

3. 紫河车的药性是怎样的呢?

答：中医认为，紫河车性味甘、咸、温，入肺、心、肾经，有补肾益精，益气养血之功。

4. 紫河车中含有哪些成分呢?

答：紫河车的成分较复杂，含有干扰素和巨球蛋白（称β抑制因子），能抑制多种病毒对人细胞的作用。紫河车含有与血液凝固有关的成分，有类似凝血因子XII的纤维蛋白稳定因子、尿激酶抑制物（能抑制尿激酶活化纤维蛋白溶酶原的作用）和纤维蛋白溶酶原活化物。

紫河车中还含有许多激素：促性腺激素A和B、催乳素、促甲状腺激素、催产素样物质、多种甾体激素和雌酮、雌二醇、雌三醇、孕甾酮、睾丸甾酮、去氧皮质甾酮、11-脱氢皮质甾酮、可的松、17-羟皮质甾酮、四氢皮质甾酮、4-孕烯-20、21-二醇-3、11-二酮、绒毛膜促腺激素（系一种蛋白质的多肽激素）及促肾上腺皮质激素等。

此外紫河车中还含有多种有应用价值的酶，如溶菌酶、激肽酶（kininase）、组胺酶、催产素酶、清蛋白酶、α-球蛋白酶、β-球蛋白酶、γ-球蛋白酶等。此外，尚含有红胞生成素、磷脂、β-内啡肽、氨基多糖体（系由8分子乙酰氨葡萄糖、6分子甘露糖所组成）。胎盘乳原（多肽化合物）含多种氨基酸，并含微量维生素B_{12}、乙酰胆碱及碘等。

5. 现代研究紫河车都具有哪些作用呢?

答：⊕ 抗感染作用：胎盘γ-球蛋白含有麻疹、流行性感冒等抗体及白喉抗毒素等，可用于预防或减轻麻疹等传染病。因系蛋白质，故口服无效，必须注射。胎盘γ-球蛋白中还含干扰素，临床上可用于预防或控制病毒感染。胎盘中还含有溶菌酶，可防止小鼠（腹腔注射）由肠炎引起的死亡；对内毒素对大鼠的伤害也有一定的保护作用；但对大肠杆菌引起的内毒素血症无作用。

⊕ 增强机体抵抗力：给小鼠口服胎盘粉，能减轻结核病变，而在试管中反能促进结核杆菌的生长，故认为其作用主要在于增加机体抵抗力。脱脂后胎盘的盐酸水解产物，给大鼠腹腔注射，对四氯化碳及乙硫基丁氨酸引起的肝脂肪沉着，有明显的抑制作用。给小鼠皮下注射人胎盘提取物，可使其游泳时间延长；对大鼠肌内注射，对某些实验类型（利血平性、紧张性、结扎幽门下部等）的实验性溃疡，也有一定的预防及治疗效果。

⊕ 激素样作用：胎盘在生理上能产生绒毛膜促性腺激素，对卵巢作用很小，但对睾丸则有兴奋作用；此外，也能产生雌激素及孕激素。胎盘中可能含有这些激素。因而具有这些激素的药理作用。绒毛膜促性激素是蛋白质类物质，口服无效，需要注射。哺乳期幼兔注射胎盘提取物似有促进其发育的作用，对胸腺、脾脏、子宫、阴道、乳腺等能显著促进其发育，对甲状腺、睾丸等也有促进作用，对脑垂体、肾上腺、卵巢、胰腺、肝、肾等几无影响。

对血凝的影响：胎盘中含有所谓尿激酶抑制物，能抑制尿激酶对纤维蛋白溶酶原的活化作；此可解释妊娠纤溶活性之降低。据测定，妊娠时子宫肌层中纤维蛋白溶酶原活化物与尿激酶抑制物的比例为 1 ： 3.4，而胎盘中两者之比例则高达 1 ： 1197。人胎盘中含有低分子量的凝血因子 XⅢ（一种糖蛋白），因此可用来治疗因 XⅢ 因子缺乏的出血患者。此种凝血因子不仅能稳定纤维蛋白凝块、促进创伤愈合，在动物实验中还有抗组织胺的作用。

其他作用：在离体试验中，胎盘提取物能促进受抑制心脏的恢复。胎盘蛋白中，含有肾素样的升压物质，在血液循环的调节上，其意义尚待进一步阐明。人胎盘尚含某种糖蛋白成分，在体外试验中，能抑制淋巴细胞中 DNA 的合成，但不影响细胞的活力。胎盘提取物大量时能抑制去氧麻黄碱引起的发热。冷藏胎盘的胃蛋白酶消化液、水提取液及 70% 丙酮提取物用瓦氏呼吸器测知，能促进肝、心、脑等数种组织的呼吸及酵母菌的呼吸，冷藏者较非冷藏者作用强。胎盘血清对离体豚鼠子宫有兴奋作用，类似垂体后叶激素。胎盘绒毛膜抽出液对癌症患者皮内反应较健康人为显著，有一定诊断价值，可继续研究，提高其特异性。

6. 紫河车如何服用呢？

答：内服，研末，每次 1.5 ~ 3 克，重症加倍；或入丸剂；新鲜胎盘，半个或 1 个，水煎服食，每星期 2 ~ 3 次。

7. 紫河车是名贵中药，人人都可以服用吗？哪些人不宜服用呢？

答：中医认为，胎盘性温，阴虚患者不宜单用，有实邪者也不宜食用，否则会火上加油。故应经医生辨证后，在其指导下正规加工，科学食用。此外，儿童也是禁食紫河车的。紫河车中含有类固醇激素、促性腺激素、促肾上腺皮质激素等丰富的性激素，儿童食用后很可能引发性早熟现象。

8. 紫河车在服用过程中有什么需要注意的地方吗？

答：即使是健康孕妇，除剖宫产外，胎盘的娩出必须经过产道，肯定会受到多种细菌污染，被人鲜食后都有不同程度的潜在危险，若不经严格的消毒，也会传播一些传染性疾病。因此，鲜食时热加工时间要足够长，以有效杀死病原微生物。此外，并不是所有产妇的胎盘都可以供药用或食用的，病妇胎盘、霉烂胎盘、不洁胎盘均不可食用。例如，患有血行传染病的孕妇（如乙型肝炎、丙型肝炎、艾滋病），其胎盘内会含有相应病原体，因为胎盘中有大量血液。消化系统有溃疡或其他伤口者食用此类胎盘后，可能导致食源性、血源性传染病。

9. 人们在食用紫河车的过程中存在哪些误区？

答：人们容易把紫河车等同于胎盘。其实并非所有胎盘都可以加工成紫河车，在妊娠期间，胎盘作为母体与胎儿物质交换的“中转站”，对母体的营养和胎儿的代谢废物曾经“兼容并收”。如果产妇本身存在乙肝、艾滋病、梅毒等病毒，胎盘中也会有残留，煎煮很难杀灭；另外，产妇自然分娩时，胎盘跟胎儿一起经由产道排出体外，如果产道不干净，胎盘在这一过程中很可能受到各种致病细菌的污染，不健康的胎盘中很可能含有病原体，会传染疾病。

过分迷信紫河车的滋补功能。现代医学研究证实，紫河车并非人们所想象的那么“完美”。紫河车富含蛋白质，并且含有可使胎儿免受外来细菌、病毒侵袭的白蛋白、球蛋白等免疫物质。但胎盘中所含的蛋白质与肉类蛋白质无异，其所含的免疫物质在胎盘脱离母体及加工过程中，活性消失殆尽，因而根本无法增加免疫力。食用胎盘，在加工或者烹饪时间不够时，能通过胎盘导致母婴传播的乙肝病毒、艾滋病病毒等，会感染加工者及食用者，引起相应的疾病。

此外现代医学研究证实，胎盘具有活跃的合成激素和酶的功能，其合成的激素主要有绒毛膜促性腺激素、胎盘生乳素及雌激素和孕激素。长期食用胎盘，这些激素就会在体内蓄积，从而导致女孩出现性早熟，男性则出现女性化。女孩性早熟主要表现为年龄较小就来月经，体表脂肪增多，这样的小女孩往往身高发育提前，结果导致身高受限。男性女性化则主要表现为性功能下降，皮肤白嫩，胡须等体毛减少，甚至会出现乳房发育、溢乳等。

因此，对胎盘应有科学的认识，切不可以其为滋补佳品而长期食用。

阿胶

1. 我们都知道阿胶是一味名贵的中药，与人参、鹿茸一起并称“中药三宝”，阿胶的药用历史是怎样的呢？

答：阿胶是从最初用兽皮煎煮熬制成的胶发展演变而来，“胶”在发明之初主要用于制造弓弩和粘接器物等，而非药用。阿胶的药用始见于湖南长沙马王堆汉墓出土的古医帛书《五十二病方》。这说明阿胶在我国作为药用已有很悠久的历史。阿胶的发源地在今天的山东阳谷县阿城镇岳家庄一带，传说由傅氏和尚发明，发明年代在战国至秦之间。

2. 阿胶是如何熬制的？

答：阿胶熬制过程具体如下：首先将驴皮置于清水中浸泡，要求每天换水1～2次，直至能刮毛时取出。然后刮去毛，切成小块儿，再用清水漂洗约2～5天。取出置锅中，加清水煎熬约3个昼夜，待液汁稠厚时取出，加清水再煎，如此反复5～6次，煎至胶质提尽，去滓。将提出的胶液过滤静置，使杂质沉淀。滤取清胶液，用小火浓缩至稠膏状时，倾入凝胶槽内，待其自然冷凝，取出切成长方块儿，阴干。

熬制阿胶关键在于：第一、所用原料驴皮；第二、熬胶的水和时间。恰如民谣：“小黑驴儿，白肚皮儿，粉鼻子粉眼小黑蹄儿。琉璃井旁走三遭，黄家坊里去打滚。至冬宰杀取其皮，熬胶得用东阿水。”所言。将熬胶时间选在冬天，一方面是因为驴在这时候长得大，另一方面是因为冬天在中医的阴阳五行里对应肾，而阿胶作用也是补肾。熬制阿胶的水叫做阿井水，研究表明，阿井水不仅清澈而且还富含钙、钾、钠、镁等矿物质，每担水比一般井水或河水重3～4斤。若用此水与驴皮熬制阿胶，因水质重，便于把杂质和漂浮物打上来，使得阿胶在炎热酷暑的夏季也不会变形变质。

3. 在日常生活中，我们知道的阿胶都是以驴皮作为原料熬制的，那么像猪、牛等其他动物的皮熬制的胶也能作为阿胶药用吗？

答：说到这个问题，不得不谈的就是阿胶用皮的演变。虽然现今《中华人民共和国药典》明确规定了阿胶为驴皮熬制，但在历史上驴皮并非制作阿胶的唯一原料。汉代以前，是没有“阿胶”这一说的，先秦时有多种胶，如鹿胶、马胶、牛胶、鼠胶、犀胶等，但是没有驴皮胶。汉《神农本草经》虽有“阿胶”之名，但没有指明它是由何种材料制成。三国至南北朝《名医别录》中明确记载了阿胶是煮牛皮制成的。

而到了唐宋时期，牛皮、驴皮成为阿胶原料的两大主流，且认为驴皮胶药用效果好于牛皮胶，便改用了驴皮，于是驴皮胶占据了主导地位。自清代至今渐渐将驴皮熬制的胶称为阿胶，而将牛皮熬制的称为黄明胶。1976 年时，因限制大牲畜的养殖，阿胶原料驴皮紧缺，阿胶产量供不应求，山东平阴阿胶厂以猪皮为原料成功研制了“新阿胶”。因此，目前主要存在三种形式的胶，即阿胶、黄明胶、新阿胶。据临床研究表明，这三者成分相似，药效相近，但阿胶滋阴补血力较强，黄明胶兼能消肿，而新阿胶的补血功效优于阿胶。此外，由于正品驴皮阿胶的价格较高，常以黄明胶、新阿胶部分替代阿胶为临床所用。

4. **近年来，阿胶的需求量很大，而其原料供给有限，使得价格昂贵，于是市场上常有无良之人以旧皮、劣质皮等熬制成假阿胶出售，若不懂得挑选，很可能上当受骗。那么我们在购买阿胶时有什么简便而又准确的鉴别方法吗？**

答：从外观形状上看，优质的阿胶呈有光泽的黑褐色或棕褐色，质地细腻，硬而脆，拍之易碎；它的断面光亮如玻璃样，碎片对着光照，可呈琥珀色半透明状，无异物，味微甘而无皮臭味，夏季也不易软化。若质韧不易破碎，断面暗淡浑浊，不平整，夏季易软化者则为伪劣品。

此外，也可将阿胶置于水中加热，优质品加热后能闻到胶香味儿，而伪劣品则会发出臭味，液面还会泛一层油，有皮肉汤的味道。

5. **临床上，阿胶主要应用于哪些方面，以及常与哪些药物配伍使用？**

答：在临床上它主要用于治疗因血虚引起的病证及多种出血症。对于血虚的患者，主要表现为面色萎黄、头晕目眩、乏力等，可与黄芪、党参、当归、熟地等药同用，以增强疗效；若治疗血热出血，与蒲黄、生地等合用；若治疗吐血、便血等，配灶心土、白术等；若是胞宫虚寒所致的崩漏下血，宜合艾叶、当归等。

随着人们生活质量的提高，越来越多的人将阿胶用于强身健体，美容养颜，保胎安胎，防治老年病，防癌抗癌及改善睡眠等。

6. **阿胶是滋补佳品，人人都可以服用吗？哪些人不宜服用及需要注意的问题？**

答：阿胶虽好，却非人人适用。阿胶确实是很常用的滋补品，但并非百病皆宜的灵丹妙药。有以下五种情况应特别注意。

⊕ 脾胃虚弱、消化不良、食少便溏（腹泻）者慎用。阿胶易影响脾胃的消化功能，以致出现食欲不振、脘腹胀满、恶心、呕吐等症状。遇到这种情况，可在服用阿胶前先采用陈皮、神曲、山楂等开胃健脾药调理脾胃或食些开胃小菜。

月经期不宜服用。阿胶有止血作用，经期服用会使月经不畅，甚至淤血，导致月经紊乱。因此，最好还是等月经结束后再考虑。

患有表证如感冒者不能服用阿胶。若此时服用阿胶，容易使体内的邪气由于阿胶的滋腻而排不出去，不但起不到滋补的目的，反而加重病情，甚至造成新的疾病。

肤色晦暗、伴有瘀斑瘀点，或舌体有瘀斑瘀点等症的人，因体内有淤血故不宜服用阿胶。阿胶有止血作用，会使血液运行更加不畅，导致瘀血更重。

口干口黏、胃脘满闷、四肢酸重、头昏乏力、舌苔厚腻等症状的人，也不宜服用阿胶。

因此，服用阿胶时需注意自己的体质，最好在医生的指导下服用。另外，由于阿胶的某些成分具有抗原性，可使患荨麻疹等皮肤过敏性疾病和长期处于高敏状态的人发生过敏反应，因而患有皮肤过敏性疾病及患有红斑狼疮等自身免疫性疾病的人须谨慎使用。

7. 通常大家都会认为只有女性才能服用阿胶，男性朋友是否也可以服用阿胶呢？

答：阿胶是补血佳品，颇受人们青睐。长期以来，临床上多用于治疗孕期胎动不安、血虚经闭、分娩失血过多等症，因此有人认为阿胶只适用于女性。事实上，这是一种错误的认识，其实男性朋友同样可以服用阿胶。现代生活中很多男性朋友工作量大，压力大，过度劳累难免耗伤精血，长此以往，也会出现血气不足。男性以精为贵，血足则精旺，血少则精衰，中医认为精血同源，两者可以相互转化，补血即补精。

8. 都说阿胶是滋补佳品，有病治病，无病防病，长期服用对人体也没有害处，这种说法是否正确？

答：我们对服用阿胶要有科学的认识，需要明确其服用量及周期。不可否认，阿胶具有很高的营养价值，我国也规定了阿胶既是食品又是药品。当它作为药品时，各方面都经过国家有关部门的严格审查，并通过一系列的研究及临床观察。若将阿胶作为食品长期服用，一方面不知道吃进去多少，身体会有什么样的反应；另一方面，阿胶本质是药，正所谓“是药三分毒”，不管是西药还是中药，都不是绝对安全的，阿胶自然也不例外，若长期服用容易影响消化功能及带来一些其他的害处。无病也吃药，就算是补药，也会吃出病来。

此外，服用阿胶还须根据个人身体状况辨证使用，绝不能盲目跟风。即使有效果，也要防范过犹不及。

9. 为什么进补阿胶大都选在冬季?

答：阿胶作为保健补品，一年四季皆可服用，但主要以冬季进补为主。因为人们为了适应冬天寒冷的环境，需要储备足够的能量过冬，于是进补时偏向于选用脂膏滋腻的药物，或者脂多味厚的食物，尤其像阿胶这类被中医称作“血肉有情”之品。

10. 服用阿胶期间需要忌口吗?

答：按照传统的习惯，服用阿胶期间是要忌口的，如忌生冷食物，萝卜、大蒜等。萝卜、大蒜属于顺气和促消化的食物，而阿胶是补气药，这一补一顺作用相抵，大大降低了阿胶的功效，反而起不到补血、补气的作用。所以，在服用阿胶期间，避免吃凉拌萝卜丝、萝卜汤及大蒜等食物。此外，也不要喝浓茶以免降低药效。

11. 中药煎煮方法的正确与否，直接关系着疗效的好坏，那怎样正确煎煮阿胶?

答：吃过阿胶的人都知道，阿胶煎煮方法很特殊，需要先将阿胶捣碎，再取几克放入碗里，加点水，置于锅里蒸，一般蒸半个小时阿胶就会熔化，之后再与其他药液兑服。在中医的专业术语里，把这种入药方法叫做“烊化”。阿胶是胶类药，熔化后黏度较大，泡沫多，容易黏附其他药渣及锅底，这样既浪费药材又容易熬焦，故阿胶不能与其他中药一起入汤剂煎煮，必须用药液或者开水、黄酒烊化后服用。

12. 阿胶有新陈之别，一般情况下医生在开处方时往往都是注明“陈阿胶”。那如何来定义新、陈阿胶呢?

答：阿胶在制作过程中，先得将驴皮在清水中浸漂，刮尽毛，切块，然后反复加水煎熬数次，最后呈膏状浇制成形，此时制成的胶就是新鲜阿胶。中医认为刚制成的阿胶是不宜服用的。因为新鲜阿胶带有“火毒”，进服后会使人产生火气及各种热毒症。例如，有些人在服用阿胶之后，会出现火气亢盛，鼻腔、口唇等处会长许多热疮，或眼睛干燥、发红、眼屎增多，甚至出现喉咙干痛、大便秘结或大便带血等症状。所以，须将新熬制的阿胶置于阴凉处放置一段时间，直至火毒自行消尽后，方可进服，此时的阿胶称为陈阿胶。陈阿胶外观呈暗色，质地脆弱，用力碰击易碎裂；而新阿胶则与之相反，外观光亮，久击不碎。

13. 俗话说“人参要新，阿胶要陈”，“阿胶要陈”是不是意味着放得越久就越好？

答：关于阿胶是否越陈越好的这个问题，很多人存在一些的误区，最多的就是认为阿胶保存个几十年上百年也没有问题。其实不然，新出产的阿胶，的确应适当存放后使用为好，但过于长久存放，则会导致阿胶所含的某些成分发生变化，不仅疗效降低，还可能对身体造成伤害，因此有专家建议阿胶的保存时间应不超过五年。但五年也不是一个绝对的期限，如果保存得当的话，也可以保存更长时间，只要阿胶没有霉变，异味就行。还有一种情况是看待陈阿胶像看待西药一样，认为陈阿胶是过期的药品，这其实是不理解中医中药。

14. 阿胶应该如何贮藏？

答：阿胶的贮藏主要经过两重考验，即“水和火”。第一重考验是5～6月是梅雨天气，阴雨绵绵，连月不开，阿胶容易霉变，即水的考验。第二重考验是火的考验，7～8月份，烈日当空，天气炎热，阿胶容易融化。

那么怎么才能避免这两次劫难呢？

若是保存大量的阿胶，则应在夏季空气湿热时，将阿胶贮于石灰缸内。贮藏期间，必须做定期检查，看胶块是否吸潮发软。可拿一盒胶，若摇动时有清脆的响声，即表示胶块干燥。当受潮发软并微有霉点时，可用纱布蘸少许乙醇擦去霉，晾干或放入石灰缸中去潮。如果严重霉变并带有异样臭味，发软粘连甚至融化者则不能再供药用。夏季也可将阿胶置入密封箱内，立放或平放，层层架起，但堆积层数不宜太多，以防压久软化，导致变形、粘连成坨。冬、春季还应防止风吹将阿胶碎裂成小块。

若是保存少量阿胶则以密封法为好，但应注意，在密封前，其本身一定要干燥、无霉烂、无虫蛀。具体的方法是在大口玻璃瓶的底部，放入少量石灰块作为干燥剂，然后用厚纸隔开，上面放上用纸包好的阿胶，盖紧瓶盖，最后用蜡将瓶口封好，置于阴凉干燥处即可。如果有条件，干燥剂可选用硅胶，这样既卫生还可以连续用好几年。

百合

1. 百合名字的由来？

答：之所以称之为百合，一方面是因其鳞茎瓣片紧抱，数十片相累，状如白莲花；另一方面是取自“百年好合，百事和合”之意。百合夏季开花，花色淡雅，可供观赏。秋季采挖，除去地上部分，洗净泥土，即可供食用或药用。百合的药用历史非常悠久，始载于《神农本草经》。

2. 百合都有哪些来源？在药店买的百合与超市买的百合有没有区别？

答：百合品种来源众多，我国出产的百合品种多达 39 个，其中《中华人民共和国药典》收载的是卷丹、百合和细叶百合三种，作为药用百合，主产于我国湖南邵阳、浙江湖州、江苏宜兴等地。而人们在超市与餐桌上见到的百合，多为川百合的变种，以产自兰州的最为上乘，也叫“兰州百合”、“菜百合”，目前主要作为蔬菜食用，习称食用百合。由此可见，药店里买到的百合是不同于超市的，药店里的是药用百合，而超市的多是食用百合。若是将百合作为药用，应注意区分两者，一般情况下食用百合不可作为药用百合应用于临床。

3. 在购买百合时，如何快速的区别药用百合与食用百合？

答：从外观上看，药用百合鳞片较小，向内弯曲，纵向筋脉明显，质地硬脆，用嘴尝，其味微苦。而与药用百合相比，食用百合鳞片扁平，肥厚宽大，洁白如玉，味甜，细腻无渣，且没有苦味。

4. 药用百合与食用百合都有哪些功效？药用百合也可作为食疗吗？

答：药用百合属于补阴药，具有养阴润肺，清心安神，止咳的功效，可用于表现为久咳、痰中带血、精神恍惚、失眠多梦等症的患者，尤其适宜体质虚弱、慢性支气管炎的患者。此外，现代医学研究表明，百合有很好的调节免疫、降血糖、抗肿瘤、抗痛风、抗疲劳的作用。食用百合也有类似的功效，但其药效作用不如药用百合。

一般来说，药用百合和食用百合都可以用于食疗，但作为食材，人们可能更乐于选择新鲜的食用百合，因为口感更好一些。

5. 如何挑选鲜品百合及干品百合？对于干品百合颜色越白的是不是代表质量越好？

答：我们平常买的百合有鲜百合和干百合之分。

对于鲜百合，外观要求颜色洁白、有光泽、无明显斑痕、鳞片肥厚饱满，无烂斑、伤斑、虫斑、黄锈斑。闻起来有淡淡的味道。在超市购买鲜百合，要注意两点：一是袋内装的新鲜百合要有光泽，没有黑褐斑点，个大瓣厚、质地细腻、外形好；二是打开后不能有怪味。

而对于干百合的选购，一般存在这样一个误区，即认为干百合越白意味质量越好，其实这都是不对的。颜色过于白的干百合，有可能是用硫磺熏过的，不管是作为药用还是食用都会对身体带来害处。此外，用硫磺熏过的干百合很容易受潮，煮开来还会带酸味，购买时应小心。正常的干百合颜色应该是白色，或稍带淡黄色、淡棕黄。另外，干百合质地硬而脆，折断后的断面也比较光滑。

6. 如何鉴别药用百合是否被进行过掺假加工？

答：百合新产时加工是很繁琐的，有些药贩为了利益，在百合新产时或放久变色后，用双氧水浸泡，然后再用硫磺熏。这样做的目的，一方面是缩短加工时间，使百合腐烂程度减小；另一方面是使百合洁白漂亮，易于售出。对于使用双氧水浸泡和硫磺熏过的百合也不难辨别，从外观上看，其表面洁白且僵硬，上有一层析出的白霜，口尝其味甚酸。因此，只要手摸其僵硬、口尝味极酸、眼观其色白有霜，就能分辨是否进行过掺假加工。

7. 药用百合是如何采收加工的？

答：秋末期间正是百合鳞茎浆足时节，适时采挖。将采集的百合除去须、蒂头、剥开鳞片、用清水洗净泥土，然后置于锅内直至水沸开。查看百合表面均呈玉色时，随即捞出。沸水烫的分寸掌握得当与否，决定了药材的质量。烫得过熟易致腐开裂，过生易成黑瓣。然后再将它放入备好的清水内或至流水中漂洗，清水浸洗。这样做的目的是使滚烫的百合很快冷却下来，以免温度过高使其腐败。另外还可漂净黏液黄浆。漂洗后捞起，沥去水，均匀摊开于竹匾上或粗筛上用炭火烘焙。烘至边缘呈干燥状（约半干时），再晒干，晒时要摊匀、摊薄。

8. 百合作为药用通常有三种形式，即生百合、蜜炙百合、蒸百合，三者在功效上有什么不同？

答：中医认为，百合生品性寒，主要以清心安神为主；经密炙后，可增强润肺止咳的作用；而经蒸制后，具有养阴润肺，益肺健胃的作用。其具体的制做方法如下。

生百合：取原药材，除去杂质，筛去灰屑即可。

蜜百合：将百合置于炒制容器内，用小火加热，炒至颜色加深时，加入用适量开水稀释过的炼蜜，迅速翻炒均匀，并继续炒至微黄色，不黏手时，取出晾干即可。

蒸百合：将百合片置于蒸制容器内，隔水蒸熟后，取出，晒干。

9. 哪些人群不宜服用药用百合或食用百合？

答：虽然百合既是一味补阴药，又是一种富有营养的食品，历代食疗方书对其也颇为推崇，也是卫生部审批通过的首批药食两用品。但利用药用百合进行食疗时应注意辨别体质，因为药用百合性微寒，主要症状为痰多，且痰呈稀白泡沫状的这类患风寒咳嗽的患者须禁服百合。此外，脾胃虚弱、大便溏泄（腹泻）的人也不宜选用。食用百合则没有这样的禁忌。

10. 百合既然作为餐桌上的一道美食，可以大量或长期食用吗？

答：百合既不可大量服用也不可长期服用。因为百合中含有秋水仙碱等成分，在体内可转变为氧化二秋水仙碱而引起中毒。直接接触生的球茎可能会引起皮肤瘙痒，吞食生的球茎可能会引起呕吐、腹泻等症状。并且从对鼠类、犬类的实验中发现长时间或大剂量食用百合会导致肺、肾的损坏及对白细胞、血小板造成影响。因而，不管是药用百合还是食用百合都有一定的毒性，建议使用前向医师咨询。

11. 为什么百合特别适宜在秋季食用？

答：百合对于由热、燥等引起的心烦失眠、咽干喉痛、鼻出血及更年期男女出现的神疲乏力、食欲不振、低热失眠、心烦口渴等症状均具有良好的治疗作用，为四季常用的滋阴补品，但以秋季食用最佳。这是因为秋季天气干燥，人体的汗液蒸发得很快，造成身体水分的大量丢失，最易出现口干、鼻干、肺干及大便干结、皮肤干涩等症状。百合味甘微寒，能够很好地缓解症状。

12. 对于鲜品百合，应该如何贮藏？

答：百合喜温怕冷，不耐风吹，受风后其鳞片易变红、干萎。因此，新采收的百合鳞茎应避免日光照晒，以防外层鳞片变色和失水。因而，选择鲜品百合的贮藏地点要掌握“干燥、通风、荫蔽、遮光”的原则。此外，用于贮藏的百合鳞茎一定要“充分成熟，含水量低，无病无虫，没有伤痕”。

贮藏方法主要采用沙藏法，贮藏前将百合鳞茎在室内稍摊凉，时间不宜过长，以免变色。然后在阴凉的房屋或地下室内用砖头砌一个埋藏坑，坑的大小依据需要自行确定，在坑底部先铺一层 5 ~ 7cm 厚的细沙，然后将百合鳞茎排列于沙上，其上覆沙 3 ~ 4cm，沙上再排放一层鳞茎，依此堆叠，堆叠高度以 10cm 为宜，然后，在百合四周及顶部以土、沙或稻草覆盖，覆盖厚度要适中，太薄易使百合鳞茎脱水失鲜。另外，覆盖百合的沙土要稍干些，若湿度过高易导致百合生根、霉烂。须注意的是贮藏期间要经常检查，以防堆内发热霉烂，堆内贮温以 5 ~ 11℃为宜。

13. 如何利用百合进行食疗呢？

答：百合的吃法很多，蒸、煮、炒、烩、酿、蜜汁均可。我给大家推荐几个食疗方。

百合汁：新鲜百合 250g，放入沸水中略汆，捣烂取汁，加冰糖少量，稍加温即可。能够滋阴、润肺、止咳，适用于体质虚弱、慢性支气管炎、肺气肿、咳嗽咯血等症。

百合莲子粥：鲜百合或泡开百合 50g，莲子 30g，小米 50g，冰糖适量。将百合切碎，与泡好的莲子和小米同入沙锅内，煮至米烂汤稠，加冰糖即可。能够健脾清心安神，用于脾胃虚弱的胃脘痛或心烦失眠。

银耳雪梨炖百合：雪梨去皮，切成块状，百合 50g，泡发银耳 50g，共入锅中，大火煮开，小火炖 30 分钟，加入冰糖调味即可。能够滋阴润燥，止咳化痰，可用于肺热咳嗽痰多，阴虚久咳，咽干口燥。

枸杞子

1. **枸杞子的来源和药用历史?**

答：枸杞子，为茄科植物枸杞或宁夏枸杞的成熟果实。夏、秋果实成熟时采摘，除去果柄，置阴凉处晾至果皮起皱纹后，再暴晒至外皮干硬、果肉柔软就可以了。遇阴雨可用微火烘干。枸杞子具有多种保健功效，自古就被称为“生命之树”。据流传于我国秦汉时期的《神农本草经》载：“枸杞子……久服，强筋骨，轻身不老，耐寒暑。”由此可见，在古人心目中，枸杞子在强身健体、益寿延年方面堪称极品、神品。古人的这种认识也是源于对枸杞历史文化的长期积累、实践与总结，为此，枸杞子的种植、药用历史确实源远流长。

2. **枸杞子的药用价值有哪些?**

答：枸杞性甘、平，归肝、肾经，具有滋补肝肾，益精明目之效。用于虚劳精亏，腰膝酸痛，眩晕耳鸣，内热消渴，血虚萎黄，目昏不明的功效。现代医学研究表明，它含有胡萝卜素、甜菜碱、维生素 A、维生素 B_1、维生素 B_2、维生素 C 和钙、磷、铁等，具有增加白细胞活性、促进肝细胞新生的药理作用，还可降血压、降血糖、血脂等。

3. **枸杞子作为保健佳品，含有哪些营养成分呢?**

答：枸杞含有丰富的枸杞多糖，脂肪，蛋白质，牛磺酸，甜菜碱，维生素 B_1、维生素 B_2、维生素 E、维生素 C，特别是类胡萝卜素含量很高。此外，还含有大量的矿物元素，如钾、钠、钙、镁、铁、铜、锰、锌、硒等。

4. **枸杞子有哪些品种? 如何区别?**

答：根据产地不同，枸杞可分为西枸杞和津枸杞两类。

西枸杞为宁夏枸杞的干燥成熟果实。呈椭圆形或纺锤形，略压扁，长 1.5 ~ 2cm，直径 4 ~ 8mm。表面鲜红色至暗红色，具不规则的皱纹，略有光泽，一端有白色果柄痕。肉质柔润，内有多数黄色种子；扁平似肾脏形。无臭，味甜，嚼之唾液染成红黄色。以粒大、肉厚、种子少、色红、质柔软者为佳。主产宁夏，宁夏中宁产最佳，故称为中宁枸杞或宁夏枸杞。也是枸杞子的道地药材。

津枸杞，主产河北，此外，河南、陕西、四川、山西、江苏等地亦产。呈椭圆形或圆柱形，两端略尖，长 1 ~ 1.5cm，直径 3 ~ 5mm。表面鲜红色或暗红色，具不规则的皱纹，无光泽。质柔软而略滋润，内藏多数种子，种子形状与上种略同。无臭，味甜。以粒大、肉厚、种子少、色红、质柔软者为佳。

按照果型划分枸杞可分为长果类、短果类和圆果类 3 种。

长果类：果身长达 2cm 以上，近似于圆柱型或棱柱型。一般是两端尖，有的是先端圆。果长一般为果径的 2 ~ 2.5 倍。

短果类：果型与长果类相似，但果身略短。先端钝尖，平微凹。果长一般为果径的 1.5-2 倍。这一类枸杞果色黄，因此兼有黄果类之称。

圆果类：果身圆形或卵圆形，先端圆形或具短尖。果长一般为果径的 1 ~ 1.5 倍。

5. **枸杞子作为保健佳品深受人们喜爱，然而目前市场上有些商家以次充好欺骗消费者，那么我们在购买枸杞子的时候应怎样辨别真伪呢?**

答：我们在购买枸杞子的时候应该从颜色、形状、气味和口味等方面加以辨别。

从颜色上辨别：鲜的枸杞子因产地不同而色泽有所不同，但颜色很柔和，有光泽，肉质饱满；而被染色的枸杞子多是往年的陈货，从感观上看肉质较差，没有光泽，外表却很鲜亮诱人，所以，买枸杞的时候一定不要贪“色”。特别是染色的枸杞整个都是红色，连枸杞子蒂把处的小白点也是红色的，而正常枸杞尖端蒂处多为黄色或白色，用色素浸染过的枸杞蒂处则呈红色，用硫磺烘烤过的呈深褐色。由于用色素染过的枸杞特别怕水，建议大家在选购枸杞时可以把几粒枸杞放进水中，或者是故意用潮湿的手搓一搓，如果出现掉色，就说明用过色素。

从形状上辨别：枸杞子自古以宁夏枸杞为道地药材，药用价值最高。宁夏枸杞尖处大多有小白点，这个外地枸杞是没有的，宁夏枸杞尖处有白点可以达到 85%。宁夏枸杞放入水中 90% 不下沉，无论泡茶、煲汤等都是漂浮在水面的。一般人很难区分不同产地的枸杞。宁夏枸杞和内蒙古枸杞都呈长圆形，但是宁夏枸杞泡水后会上浮，青海、内蒙古枸杞会下沉，而新疆枸杞呈圆形，容易区分。

从气味上辨别：对于辨别被硫磺熏蒸过的枸杞，只需要抓一把用双手捂一阵之后，再放到鼻子底下闻，如果可闻到刺激的呛味，那么就可以肯定被硫磺熏蒸过。

从口味上辨别：宁夏枸杞是甘甜的，吃起来特别甜，但是吃完后嗓子里有一丝苦味；而内蒙古、新疆等地的枸杞甜得有些腻；白矾泡过的枸杞咀嚼起来会有白矾的苦味；至于熏蒸过硫磺的枸杞，味道呈现酸、涩、苦感。

6. 现代研究枸杞子有哪些作用呢?

答: 提高机体免疫功能，增强机体适应调节能力。

食用枸杞子可以扶正固本和扶正怯邪，不但增强机体功能，而且能提高机体的抗病能力，抵御病邪的侵害。增强机体对各种有害刺激的适应能力。

具有抗癌作用：枸杞子对癌细胞的生成和扩散有明显的抑制作用，有研究表明，枸杞代茶饮，能显著提高和改善老人、体弱多病者和肿瘤患者的免疫功能和生理功能，具有强壮肌体和延缓衰老的作用。对癌症患者配合化疗，有减轻毒副作用，防止白细胞减少，调节免疫功能等疗效。试验研究发现，枸杞中含有的微量元素锗有明显抑制癌细胞的作用，可使癌细胞完全破裂，抑制率达 100%。

具有明目作用：枸杞子尤其擅长明目，所以还俗称“明眼子”。历代医家治疗肝血不足、肾阴亏虚引起的视物昏花和夜盲症，常常使用枸杞子。著名方剂杞菊地黄丸，就以枸杞子为主药。民间也习用枸杞子治疗慢性眼病，枸杞蒸蛋就是简便有效的食疗方。

具有抗疲劳作用：枸杞子能显著增加肌糖原、肝糖原的储备量，提高人体活力，有抗疲劳的作用。

有增强学习记忆功能：枸杞子具有改善大脑的功能，增强人的学习记忆能力。

增强人体的造血功能：枸杞子有明显促进造血细胞增殖的作用，可以使白细胞数增多，增强人体的造血功能。

延缓衰老：枸杞子为扶正固本，生精补髓、滋阴补肾、益气安神、强身健体、延缓衰老之良药，自古以来就是滋补强壮养颜的上品，有效地增强各种脏腑功能，能改善大脑功能和对抗自由基的功能，具有明显的延缓衰老的作用。

提高男性的性功能：作为滋补强壮剂治疗肾虚及肝肾疾病疗效甚佳，能显著提高人体中血浆睾酮素含量，对性功能减退有明显的疗效，此外，枸杞子还具有提高精子数目和精子活力的作用，用于治疗男性不育症。

具有降压和降血脂作用：食用枸杞子可以显著降低血清胆固醇和三酰甘油作用，减轻和防止动脉硬化，治疗高血压，是冠心病患者的良好保健品。

对过敏性炎症有缓解作用：枸杞子对过敏引起的胃肠道、关节疼出血等症状有缓解作用，这些作用是通过调节内分泌实现的。

具有降血糖的作用，治疗糖尿病：由于枸杞子含有胍的衍生物，可以降低血糖，因此枸杞子可以作为糖尿病患者的保健品。

可以治疗肥胖症：每天用枸杞子冲茶，可以减轻体重，治疗肥胖症。

可以治疗慢性肝炎、肝硬化：枸杞子的有效成分枸橼酸甜菜碱具有治疗慢性肝炎、肝硬化等肝脏疾病的作用，能抑制脂肪在肝细胞内沉积，具有很好的保肝疗效。

总之，枸杞子是一种不可多得的珍贵药食两用的补益中药。

7. **在食用枸杞子时应注意哪些事项呢?**

答：枸杞子虽然具有很好的滋补和治疗作用，但也不是所有的人都适合服用的。正在感冒发热、身体有炎症、腹泻的人最好别吃。

任何滋补品都不要过量食用，枸杞子也不例外。一般来说，健康的成年人每天吃 20g 左右的枸杞子比较合适；如果想起到治疗的效果，每天最好吃 30g 左右。

8. **如何正确保存枸杞子呢?**

答：由于枸杞子含糖较高，极易吸潮泛油、发霉和被虫蛀，属于较难保存的中药。在保存时应准备一个装有生石灰的小布袋和一个干净无毒的塑料袋，将枸杞子装进小布袋里并将小布袋装进塑料袋内，封口保存。如果发现枸杞子变潮，可以将枸杞子置于阳光下暴晒一天，再次封口保存。或冰箱冷藏保存。

鹿茸

1. 鹿茸的来源是什么？

答：鹿茸，是指梅花鹿或马鹿的雄鹿未骨化而带茸毛的幼角，雄鹿的嫩角没有长成硬骨时，带茸毛，含血液，叫做鹿茸。鹿茸是一种贵重的中药，李时珍在《本草纲目》上称鹿茸“善于补肾壮阳、生精益血、补髓健骨”， 用作滋补强壮剂，适合治虚弱、神经衰弱等症状。鹿茸性温而不燥，具有提高机体功能，对身体虚弱、久病之后患者，有较好的强身作用。

2. 鹿茸有哪些种类？

答：根据动物种类、采收方法、枝杈多少和老嫩不同，鹿茸可分为以下种类。

- 根据动物种类不同可分为花鹿茸、马鹿茸和西马茸。
- 根据采收方法不同可分为砍茸和锯茸。
- 根据枝杈多少和老嫩不同可分为鞍子、二杠、挂角、三岔、花砍茸、莲花等多种。

3. 鹿茸作为名贵的中药，市场上有不良商家以次充好，那么我们在购买的时候如何辨别真伪呢？

答：在购买鹿茸时可通过观察外观进行鉴定，一般真鹿茸体轻，质硬而脆，气微腥，味咸。通常有一或两个分枝，外皮红棕色，多光润，表面密生红黄或棕黄色细茸毛，皮茸紧贴，不易剥离。鹿茸以粗壮、挺圆，顶端丰满，毛细柔软，色红黄，皮色红棕，有油润光泽者为佳。假鹿茸则是用动物毛皮包裹动物骨胶等仿造的。另外，假鹿茸体重，质坚韧，不易切断，气淡，能溶于水，溶液呈混浊状。

真鹿茸片呈圆形或椭圆形，直径 3cm 左右，外皮红棕色。鹿茸以体轻，断面蜂窝状，组织致密者为佳。假鹿茸片也类似圆形，但厚薄不均，直径 1.5 ~ 3.5cm，外皮呈灰褐色，毛短。切断面棕紫色，无蜂窝状细孔，偶有圆点。外毛皮可剥离。

4. 作为中药，鹿茸有哪些药用功效呢？

答：鹿茸性温，味甘咸，气微腥，归肝、肾经，用于壮肾阳，补精髓，强筋骨，调冲任，托疮毒等。

5. **不同种类的鹿茸在营养成分上有什么区别呢?**

答：梅花鹿的鹿茸含有多种化学成分，其中总氨基酸含量达50.13%，有甘氨酸，赖氨酸、精氨酸、天冬氨酸、谷氨酸、脯氨酸、丙氨酸、亮氨酸等17种以上。进一步分离发现鹿茸中还含有胆甾醇肉豆蔻酸酯、胆甾醇油酸酯、胆甾醇棕润酸酯、胆甾醇硬脂酸酯、对-羟基苯甲醛、胆甾醇、胆甾-5-烯-3B-醇-酮、胆甾-5-烯-3β，7α-二醇、胆甾-5-烯-β，7β-二醇、尿喀陡、次黄源吟、尿素、尿嘧啶核苷、烟酸、肌酥、三酸甘油、单酸甘油酯、月桂酸、肉H宏酸、棕搁酸、棕桐油酸、油酸和亚油酸等、

马鹿的鹿茸含胆甾醇肉豆蔻酸酯、胆甾醇油酸酯、胆甾醇棕相酸酯、胆自醇硬脂酸酯、胆甾醇、胆甾-5-烯-3β-醇-7酮、胆甾-5-烯-3β、7α-二醇、胆甾-5-烯-3β，7β-二醇、尿嘧啶、次黄嘌呤、肌酐、烟酸、尿素、对羟基苯甲醛、对-羟基苯甲酸、尿甙等。此外马鹿茸中还含有两种降压成分，一种已确定为溶血磷脂酰胆碱，其中含有8种脂肪酸包括肉豆蔻酸、十五烷酸、棕榈酸、棕榈油酸、十七烷酸、硬脂酸、油酸、亚油酸。此外，还含有氨基酸、无机元素、神经酰胺及少量雌酮等。

白鹿的鹿茸含大量蛋白质，多种氨基酸，如色氨酸、赖氨酸、组氨酸、精氨酸、天冬氨酸、苏氨酸等十多种。此外，还含有核糖核酸、三磷酸腺苷、雌二醇、维生素A、胆固醇，以及钙、磷、铜、铁、锰、锌、硅等十多种无机元素。

6. **现代研究鹿茸具有哪些作用呢?**

答：鹿茸作为名贵中药，现代药理学研究表明有以下药理作用。

对神经系统的影响：鹿茸能增强副交感神经末梢的紧张性，促进恢复神经系统和改善神经、肌肉系统之功能，同时对交感神经亦有兴奋作用。

对心血管系统的影响：大剂量的鹿茸可降低血压，使心脏收缩振幅变小，心率减慢，外周血管扩张。中等剂量能引起心脏收缩显著增强，收缩幅度变大，心率加快，从而使心排血量增加。

对性功能的影响：鹿茸提取物既能增加血浆睾酮浓度，又能使促黄体生成素浓度增加。因此，鹿茸对青春期的性功能障碍，壮老年期的前列腺萎缩症的治疗均有效；对治疗女性更年期效果良好。

鹿茸的滋补作用：鹿茸具有较强的抗疲劳作用，能增强耐寒能力，加速创伤愈合和刺激肾上腺皮质功能。故鹿茸是传统的补益药，用于强壮、补肾、益阳。

对血液系统的影响：鹿茸可使血液中血红蛋白增加，因此对于大量出血者和感染末期的患者，特别是对于老龄患者的治疗极为有效。

有性激素样作用：动物试验证实，用鹿茸酊作皮下注射，几天后即见前列腺、精囊重量增加。

鹿茸对妇女儿童均有益处，它所含的钙、磷、镁等无机元素分别参与身体的钙、磷和多种酶的代谢，对促进钙的吸收、骨的生长，以及增强心脏、肌肉的功能都有积极的作用。尤其是镁离子，更是具有复杂的功能，是延年益寿必不可少的物质。对妇女因宫寒不育、月经不调，小儿的发育不良，因肾气不足而引起的牙齿生长迟缓、囟门不合、骨软等，均有较好的治疗作用。

治疗创伤：鹿茸素有“强筋骨”功能，用于治疗“恶创痈肿”。试验证明，鹿茸对长期不愈和新生不良的溃疡与创口有增强组织再生的能力，促进骨折的愈合。口服、外用鹿茸能使创伤，特别是化脓创伤迅速愈合。

其他作用：鹿茸中有些有效成分能抑制单胺氧化酶-B的活性，故有抗衰老作用；鹿茸具有抗氧化作用，增强胃肠蠕动和促进分泌功能；此外，鹿茸精还能增强机体的免疫功能等。

7. 鹿茸作为滋补佳品，是否所有人都可以食用呢？

答：鹿茸具有极佳的滋补作用，主要适合于以下人群食用。

40岁以上的中年男性及体质较差的老年人，食用鹿茸可补益气血，强心复脉，化淤生肌，强筋壮骨。

怕冷的人往往阳虚，鹿茸正是对症的温性滋补品。

性功能衰退者，鹿茸可恢复并促进精力与性功能，主治肾阳不足，腰酸背痛，遗精滑泄，小便频繁等症。

疲劳过度者，鹿茸具生精补髓、健脑安神、增强人体免疫力等功效。适于精血不足、头晕耳鸣、失眠健忘、出虚汗、贫血者。

有溃烂者，鹿茸具极佳的生肌消炎功效。

中年妇女，鹿茸能治疗子宫虚冷、崩漏、带下、产后贫血及宫冷不孕等妇科疾病。

但是，鹿茸虽好并不是所有人都能食用，以下人群则不适宜食用鹿茸：

- 中医上诊断为低热、盗汗、手足心发热、口燥咽干、两颧潮红的阴虚体质者，以及患有高血压、冠心病、肝肾疾病、各种发热性疾病、出血性疾病的患者，均不宜服用鹿茸。
- 有“五心烦热”症状，阴虚的人。
- 小便黄赤，咽喉干燥或干痛，不时感到烦渴而具有内热症状的人。

- 经常流鼻血，或女子行经量多，血色鲜红，舌红脉细，表现是血热的人。
- 正逢伤风感冒，出现头痛鼻塞、发热畏寒、咳嗽多痰等外邪正盛的人。
- 有高血压，头晕、走路不稳，脉眩易动怒而肝火旺的人。
- 对于健康人尤其是儿童，鹿茸是不能随便吃的。健康儿童吃了容易出现内热，流鼻血，机体异常亢奋，甚至出现躁狂症。

8. 应该怎样正确保存鹿茸呢?

答：鹿茸作为极为珍贵的补品应正确的保存，在保存过程中应注意以下几点。

第一，春季或初夏雄鹿长出新角尚未角化时，将角锯下或用快刀砍下，称为锯茸或砍茸。将鹿茸在沸水中略微烫过，晾干，再烫再晾，至积血排尽为度，将鹿茸的茸毛用刀或玻璃刮掉，再用火慢慢烧燎，边燎边刮，最后用清水刷洗茸皮至干净或以瓷片、玻璃片刮净后，置密闭容器放阴凉干燥处保存。

第二，将处理好的鹿茸封口时的结痂，然后把 50° 以上的白酒灌入其中，用毛巾或湿布把整个茸裹严放置一夜，次日鹿茸变软后，用刀具横切，茸片切的越薄越好，摆放在纸上，晾干后防潮湿，保管备用。

第三，中药不宜放在冰箱里，药材放入冰箱内，和其他食物混放时间长，不但各种细菌容易侵入药材内，而且容易受潮，破坏了药材的药性，所以对一些贵重的药材，如人参、鹿茸、天麻、党参等，若需长期保存，可放在一个干净的玻璃瓶内，然后投入适量用文火炒至暗黄的糯米，待晾凉后放入，将瓶盖封严，搁置在阴凉通风处。

第四，鹿茸要特别小心地保存，如果空气太潮湿，鹿茸就容易发霉，接着就会生虫。所以首先要把鹿茸放在通风的地方，然后用布包一些花椒，放在鹿茸旁边，这样就不会招虫了。

人参

1. **人参作为名贵中药，来源是什么？**

答：人参为五加科植物，人参的根。人参多生长在北纬 40 ~ 45°，东经 117.5° ~ 134° 之间，分布于辽宁东部、吉林东半部和黑龙江东部，河北、山西、山东有引种，苏联、朝鲜和日本也多栽培。由于人参根部肥大，形若纺锤，常有分叉，全貌颇似人的头、手、足和四肢，故而称为人参。古代人参的雅称为黄参、地精、神草。人参被人们称为“百草之王”，是闻名遐迩的“东北三宝”之一。

2. **人参的分类如何？**

答：人参种类繁多，根据物种、产区栽培特点、加工方法、产地等不同其分类亦有所不同。

按物种不同可分为五加科植物人参的根和五加科植物西洋参的根。

根据人参产区栽培特点可分为普通参、边条参和石柱参。

普通参：采用一次移栽，6 年收获。

边条参：采用两次移栽。6 ~ 8 年收获。

石柱参：主产辽宁宽甸。采用直接播种或育苗移栽，培育 15 年左右收获。

根据加工方法不同人参可分为红参、生晒参、白糖参。

根据产地不同人参可分为吉林人参（长白山人参）、朝鲜人参（又名高丽参，别直参）以及西洋参。

3. **市场所售人参优劣不等，那么我们在购买人参的时候应该如何将别好坏呢？**

答：人参是很珍贵的一味药材，市场上的人参种类很多，质量各异，学会一点鉴别知识是有必要的。在人参中只有野山参是最珍贵的，生长年限由几十年到百余年不等，价格昂贵。由于山参产量稀少，以假充真、以次充好的现象时有发生，所以应注意鉴别。要想鉴别好山参，必须掌握好以下要点：既要看清“五形”，又要识别“六体”。

五形是指须、芦、皮、纹、体。

须：长条须，老而韧，清疏而长，其上缀有小米粒状的小疙瘩称之谓“珍珠点”。色白而嫩脆（俗称水须）者，则不是纯野山参。

芦：芦较长，分为二节芦、三节芦、线芦、雁脖芦。 二节芦——有马牙芦和圆芦者。三节芦——有马牙芦、圆芦和堆花芦。所谓马牙芦，是根茎上的茎痕明显，形如马牙状，多在根茎上段。所谓圆芦，是根茎上的茎痕因年久而长平，形如圆柱状。所谓雁脖芦，是根茎细长，稍弯曲，如雁脖状。所谓线芦，是因年限久远，根茎上的芦碗长平，根茎又细又长。

⊕ 皮：老皮，黄褐色，质地紧密有光泽。皮嫩而白者，则不是纯山参。

⊕ 纹：在毛根上端肩膀头处，有细密而深的螺丝状横纹。横纹粗糙，浮浅而不连贯者则不是纯山参。

⊕ 体：系指毛根（见六体）。

六体是指灵、笨、老、嫩、横、顺。

⊕ 灵：指人参体态玲珑，样子好看，体腿明显可分，腿多具两个，且分叉角度大。按形态分为“菱角体”和“疙瘩体”。

⊕ 笨：指人参根形挺直，体态笨拙而不美观，即使有两腿，两者粗细或长短也不匀称。

⊕ 老：山参皮老，色黄褐，横纹细密而结实。皮嫩色白者不是纯山参。

⊕ 嫩：皮色嫩白，横纹粗糙浮浅，须根嫩脆色白易折断者，则不是纯山参。

⊕ 横：指人参根粗短，两条腿多向旁伸展者，多为野山参。

⊕ 顺：指人参根顺理且直，单腿或双腿并拢者，多不是野山参。

4. **人参的药用价值有哪些?**

答：人参性平、微温，味甘、微苦。归脾、肺经、心经。具有大补元气，复脉固脱，补脾益肺，生津止渴，安神益智等功效。主治劳伤虚损、食少、倦怠、反胃吐食、大便滑泄、虚咳喘促、自汗暴脱、惊悸、健忘、眩晕头痛、阳痿、尿频、消渴、妇女崩漏、小儿慢惊及久虚不复，一切气血津液不足之症。

5. **人参被称为“百药之王”，人参有含有哪些成分和作用呢?**

答：人参成分复杂，富含多种维生素如维生素 B_1、维生素 B_2、维生素 B_{12}、维生素 C、烟酸、叶酸、泛酸、生物素等以及 β-谷甾醇、豆甾醇、胡萝卜苷、菜油甾醇、人参皂苷及酯甾醇等甾醇及皂苷类物质。此外，人参还含有腺苷转化酶、L-天冬氨酸酶、β-淀粉酶、蔗糖转化酶；麦芽醇、廿九烷、山柰酚、人参黄酮苷及铜、锌、铁、锰等二十多种微量元素。对中枢神经系统、学习记忆、心血管系统、肝脏等都具有很好的调节和保护作用。

对中枢神经系统的作用：人参能调节中枢神经系统，有研究表明人参对兴奋和抑制两种神经过程均有影响。此外人参还可调节神经功能，使紧张造成紊乱的神经过程得以恢复，具有中枢镇静作用。

对学习记忆的影响：研究表明人参具有促进学习记忆的功能，这可能与其增强突触可塑性有关。研究表明人参一方面能促进脑内核酸和蛋白质的合成，另一方面可增加脑葡萄糖的摄取，使葡萄糖的利用从无氧代谢途径转变为有氧代谢。使大脑更合理地利用能量物质葡萄糖，合成更多的 ATP 供学习记忆等活动之用。

对心血管系统的影响：研究表明人参皂苷成分能降低小鼠在严重缺氧情况下大脑和心肌的乳酸含量，具有保护心肌毛细血管内皮细胞及减轻线粒体损伤的作用。此外人参特别是人参皂苷 Rb_2 能改善血脂，降低血中胆固醇、三酰甘油、升高血清高密度脂蛋白胆固醇，降低动脉硬化指数，对于高脂血症、血栓症和动脉硬化有治疗价值。

对肝脏作用：人参能增加肝脏代谢各物质的酶活性，使肝脏的解毒能力增强，从而增强机体对各种化学物质的耐受力。人参对乙醇性肝损伤具有很好的保护作用，它不仅能缩短乙醇麻醉的持续时间和加快恢复正常的时间，而且能增加与乙醇代谢有关的醇脱氢酶和醛脱氢酶的活性，同时将乙醇代谢所产生的有毒物质乙醛迅速地排出体外从而有效地保护乙醇中毒的肝脏。

6. 人参作为滋补佳品，除了药用之外还有哪些其他的应用吗？

答：人参自古以来拥有“百草之王”的美誉，更被东方医学界誉为“滋阴补生，扶正固本”之极品。人参含多种皂苷和多糖类成分，人参的浸出液可被皮肤缓慢吸收、对皮肤没有任何的不良刺激，能扩张皮肤毛细血管，促进皮肤血液循环，增加皮肤营养，调节皮肤的水油平衡，防止皮肤脱水、硬化、起皱，长期坚持使用含人参的产品，能增强皮肤弹性，使细胞获得新生。同时人参活性物质还具有抑制黑色素的还原性能，使皮肤洁白光滑。它的美容效用数不胜数，是护肤美容的极品。人参加在洗发剂中能使头部的毛细血管扩张，可增加头发的营养，提高头发的韧性，减少脱发、断发、对损伤的头发具有保护作用。人参内服不仅强身也会起到抗老及护肤美容作用。将人参直接浸入50%甘油，10天后用甘油搓脸，或将人参煎成浓汁，每天往洗脸水倒一点，用含人参的甘油搓脸或人参水洗脸，能让皮肤滋润。

7. 人参在服用的过程中有什么需要注意的地方吗？

答：人参虽然营养和药用价值丰富，但并不能滥用。在服用的过程中应注意以下几个问题。

人参不可滥用。人参是一种补气药，如没有气虚的病症而随便服用，是不适宜的。体质壮实的人，并无虚弱现象，则不必进服补药，妄用该品。如误用或多用，往往反而导致闭气，而出现胸闷腹胀等症。有些人认为人参是一种补品，认为吃了对身体总有好处，这是错误的想法。另外，一定要注意季节变化，一般来说，秋、冬季节天气凉爽，进食比较好；而夏季天气炎热，则不宜食用。

反藜芦、畏五灵脂、恶皂荚，应忌同用。

忌饮茶。服人参后，不可饮茶，免使人参的作用受损。

无论是煎服还是炖服，忌用五金炊具。

人参忌与葡萄同吃，葡萄中含有鞣酸，极易与人参中的蛋白质结合生成沉淀，影响吸收而降低药效。

无论是红参或是生晒参在食用过程中一定要循序渐进、不可操之过急，过量服食。总之，只要我们掌握了上述食用方法和注意事项，小小的人参就可以使我们强身健体、益寿延年。

服用人参后忌吃萝卜。古医书讲萝卜“下大气，消谷等”。现代研究萝卜消食利尿，与古代观点相同，人参大补元气是其最主要功能。这两者，一个大补气，一个大下气，正好抵消。故有此一忌。

8. **人参在保存时需要注意哪些方面呢？**

答：人参因含有较多的糖类、黏液质和挥发油等，所以容易出现受潮、泛油、发霉、变色、虫蛀等变质现象。人参的贮藏方法有以下几种。

常规保存法：对确已干透的参，可用塑料袋密封以隔绝空气，置阴凉处保存即可。

吸湿剂干燥法：在可密闭的缸、筒、盒的底部放适量的干燥剂，如生石灰、木炭等，再将人参用纸包好放入，加盖密闭。

低温保存法：这是较理想的方法。人参在收藏前要晒干，最佳的暴晒时间以上午 9 时到下午 4 时之间，但人参不宜长时间暴晒，同时供药用的人参已达到一定的干燥程度。一般只需将人参在午后翻晒。

山药

1. **山药的来源是什么?**

答:山药为薯蓣科薯蓣的根茎,主产于河南省,湖南、江南等地也产。习惯认为河南(怀庆府,今河南焦作境内)所产的品质最好,所以有“怀山药”之称。山药是在霜降后采挖,直接使用的称鲜山药;刮去粗皮,晒干或烘干,为“毛山药”;再加工的为“光山药”。润透,切厚片,生用,或是用麸皮炒用。

2. **现在购买山药一般都是新鲜的,对于鲜山药应该怎么保存?**

答:鲜山药应该放在温度为 4℃、湿度为 80% ~ 85% 的条件下贮存,一般可贮藏 150 天,并保持良好的新鲜度。

3. **在市场上购买新鲜山药时如何比较品质好坏呢?**

答:首先要掂重量,大小相同的山药,较重的更好;其次看须毛,同一品种的山药,须毛越多的越好。须毛越多的山药口感更面,含山药多糖更多,营养也更好。最后再看横切面,山药的横切面肉质应呈雪白色,这说明是新鲜的,若呈黄色似铁锈的切勿购买。

另外,如果表面有异常斑点的山药最好不要购买,因为这极有可能已经感染过病害。还要注意山药断面应带有黏液,外皮无损伤。山药怕冻、怕热,冬季买山药时,可用手将其握 10 分钟左右,如山药出汗就是受过冻了。掰开来看,冻过的山药横断面黏液会化成水,有硬心且肉色发红,质量较差。

4. **在现在很多以次充好、以假乱真的情况下,我们该如何辨别购买真的、好的山药饮片呢?**

答:目前,随着其用量的增加及药品经销商的炒作,怀山药价格不断升高,就出现了以次充好、以假乱真的山药饮片。比较多的是广山药(主要种植在广西、广东等地)。而假的饮片主要是参薯、木薯、番薯和天花粉等。此时我们主要利用眼观、手摸、鼻闻、口尝等方法,观察山药饮片的形状、大小、色泽、质地、断面及气味等特征,还可以用水试、火试等简单的物理和化学反应辨别。

下面是它们具体的特征。

怀山药:饮片为略呈圆柱形,直径 1.5 ~ 2.0 cm,通常如拇指般粗细,边缘整齐、平滑，表面光滑，微显光泽；表面白色或淡黄白色，质坚实，不易折断，用手指甲刮之不易脱粉；切面类白色，光滑。折断面白色或黄白色，粉性，呈颗粒状。味淡、微酸，嚼之发黏。用水久煮不烂，呈半透明状。

广山药：略呈圆柱形，直径 3.0 ~ 5.0 cm，通常较粗；表面白色或黄白色，有的残留浅棕色橙皮；一般残留橙皮色较怀山药深；质地较松，刮之粉末易脱落；折断面洁白，平坦，光滑；无臭，味淡，微酸，嚼之发黏，入口酸性强于怀山药；水煮成糊状。

其他假冒饮片：多成椭圆或不规则形状，切面粗糙，有的有裂痕；有的中间有木心或环状纹路；气味有土腥味，或甘甜，或苦，或闻久恶心等。

5. **大家都知道山药是补药，那么它都有哪些补益作用？**

答：山药是甘、平之药，具有很好的补益作用，入脾、肺、肾三经，所以能很好的补脾、肺、肾气虚和阴虚，消渴生津。脾虚之症：体虚乏力，食少，便溏（拉肚子），妇女带下增多。肺虚之症：肺虚咳嗽等。肾虚之症：腰虚酸软，夜尿频多或遗尿，滑精早泄，女子带下清稀，形体消瘦，遗精等。现在的医学研究表明，山药还有助消化、提高免疫力、降血压、抗肿瘤、抗氧化、止泻和提高肠胃抗寒能力等作用。在合理摄入人体必需热能营养素基础上，添加山药、莲子对于 2 型糖尿病的控制乏力、多饮、多尿症状及降低血总胆固醇等有一定的临床意义。山药中丰富的脱氢表雄酮（DHEA），具有活化神经细胞、降低血脂、调整体内激素分泌等多种作用。

同时，山药含有丰富的维生素，氨基酸和矿物质，在日常生活中，山药有很好的增强人体免疫力，益心安神，宁咳定喘，延缓衰老等保健作用；养颜作用；足够的纤维素，可以在食用后产生饱胀感，有助于肥胖者控制进食欲望而减肥；预防春困等。

6. **山药的具体的营养成分有哪些啊？**

答：山药的化学成分主要是山药多糖、蛋白质和氨基酸、矿质元素（Zn、Fe、Mn、Cu 等）及其他甾类物质。

山药的营养成分。

营养素	含量（每 100g）	热量（大卡）	55.00
糖类 (g)	13.40	脂肪 (g)	0.10
蛋白质 (g)	0.90	纤维素 (g)	0.80
维生素 A(μg)	-	维生素 C(mg)	13.00
维生素 E(mg)	0.86	胡罗卜素（μg）	-
硫胺素 (mg)	0.03	维生素 B_2(mg)	0.03
烟酸 (mg)	0.30	胆固醇 (mg)	-
镁 (mg)	14.00	钙 (mg)	21.00
铁 (mg)	0.60	锌 (mg)	0.23
铜 (mg)	0.07	锰 (mg)	0.11
钾 (mg)	111.00	磷 (mg)	24.00
钠 (mg)	5.50	硒（μg 克）	0.16

7. **大家都说山药是药食同源，有哪些关于山药的药膳呢？山药和哪些中药、食物搭配比较好呢？**

答：山药和莲子、蜂蜜、核桃、乌鸡、大枣一起食用，可以补肾；和银耳一起食用可以润肺、止咳。

山药酒。

［原料］ 鲜山药 350g、黄酒 2000ml、蜂蜜适量。

［制法］ 先将山药洗净、去皮，切片，备用；再将黄酒 600 ml 倒入砂锅中煮沸，放入山药，煮沸后将余酒慢慢地添入；山药熟后取出，在酒汁中再加入蜂蜜，煮沸即可。

［特点］ 健脾益气、主治虚劳咳嗽、痰湿咳嗽、脾虚咳嗽或泄泻、小便频数等症。须注意：外感咳嗽不能服用。

冰糖山药。

［原料］ 山药 750g、冰糖 3/4 碗、清水 5 ~ 6 碗。

［制法］ 将皮削去并切成方块，加进冰糖、清水先用大火煮滚，再改小火煮烂（约 40 分钟）即可供食。

［特点］ 山药软嫩香甜，并有健脾、除湿、益肺固肾，益精补气之效。

山药药膳汤。

［原料］ 山药 5g、玉竹 10g、麦冬 10g、枸杞 5g、鸽子 1 只。

［制法］ 先将氽过的鸽子肉放入锅中煎炒，然后加入高汤或开水；水煮沸后将肉捞至汤罐中，再把洗净的药料放入锅中，煮熟后将汤倒进罐中，文火煮 9 分钟；出锅前加入盐、味精、鸡精等调味料，这道汤就大功告成。

［特点］ 鸽肉可以治疗肾精不足引起的身体虚弱；而山药、玉竹和麦冬的合用，

又能起到滋养肺阴的作用，这道汤特别适合大病之后的患者。

山药排骨汤。

[原料] 山药、排骨、葱、姜、盐、黄酒。

[做法] ①山药洗净，去皮切断，蒸2分钟。②排骨洗净，砂锅加满水，煮开，撇去浮沫。③放姜片葱结，加黄酒，转小火。④煨1小时，捡去葱结，放山药，开中火沸腾后再转小火。⑤半小时后加适量盐，继续煨半小时至山药排骨酥烂即可。

直接蒸。

把山药洗干净放上蒸锅即可。吃的时候，还可以蘸点糖，不过，糖尿病患者最好还是不要蘸糖。这种吃法原汁原味，没有其他添加物，营养价值能很好地保存、有效成分也不易被破坏，做法还方便。

清炒山药片。

[主料] 鲜山药若干。

[辅料] 葱2根（切段），蒜苗1根（切碎），姜片、醋、芝麻油、盐、胡椒粉各少许。

[做法] 其做法与醋炒藕片一样。

蒸煮用面山药，多毛为宜。烹炒用干净清脆、无毛的山药。

将新鲜山药去皮洗净，切成黄豆颗粒大小，放入豆浆机磨煮，即食，称为山药浆（可以加适量白糖）。

如今，不少饭店的菜单上都有“拔丝山药”这道菜，而且颇受欢迎，但从营养角度来看，这样做真是有些浪费，因为这道菜在烹饪时，先要用油炸一遍，再裹上厚厚的糖丝，山药的营养和高油、高糖正好抵消了。

8. 山药在处理时，有很多黏液，应该怎么处理比较好？

答：①山药切片后需立即浸泡在盐水中，以防止氧化发黑。②新鲜山药切开时黏液中的植物碱成分易伤手，如不慎粘到手上，可以先用清水加少许醋洗。③山药质地细腻，味道香甜，不过，山药皮容易导致皮肤过敏，所以最好用削皮的方式，并且削完山药的手不要乱碰，马上多洗几遍手，要不然就会抓哪儿哪儿痒。食用油涂于手上可有缓解。④好的山药外皮无伤，带黏液，断层雪白，黏液多，水分少。皮可鲜炒，或晒干煎汤、煮粥。去皮食用，以免产生麻、刺等异常口感。

9. 食用山药时，有什么禁忌的中药和食物吗？

答：山药不能与甘遂同食。山药补肾健脾润肺，甘遂峻下逐水，能刺激肠管，增加肠蠕动，产生泻下作用，这两者作用是截然相反的，不可一起服用。

山药不能与碱性药物同服。山药中含有淀粉酶，当山药与碱性药物同服时，碱性药物会使山药中的淀粉酶失效，减低山药的营养价值。同食会引起腹痛、恶心、呕吐等症状。

山药与猪肝不能一起吃。山药富含维生素C，猪肝中含铜、铁、锌等金属微量元素，维生素C遇金属离子，则加速氧化而破坏，降低了营养价值，故食猪肝后，不宜食山药。

山药与黄瓜、南瓜、胡萝卜、笋瓜不能同食。黄瓜、南瓜、胡萝卜、笋瓜中含维生素C分解酶，若与山药同食，则山药中的维生素C会被分解破坏。从而降低了山药的营养价值。

山药与鱼（鲫鱼、鲤鱼）虾不能同食。同食会引起腹痛、恶心、呕吐等症状。同时，山药与荞麦同食，会引起身体不适；与鹿肉同食，生涩易便秘。

10. 既然山药是药食同源，那我们都能食用吗？可以长期吃吗？

答：一般来说，正常人群均可食用；特别适宜糖尿病患者、腹胀、病后虚弱者、慢性肾炎患者、长期腹泻者。可以当其作为传统补益中药时，有调养脾胃、补肺肾、治疗腹泻的功效，对糖尿病、肿瘤等都有比较好的防治作用。但是药三分毒，山药本身虽然很温和，但是因为含天然的类雌性激素物质，如果食用过量，可能过度刺激荷尔蒙，造成子宫内膜增生，会出现生理期不顺，经血不止和痛经等症状。

11. 那在什么情况下不能吃？

答：山药有收涩的作用，故大便干结者不宜食用；另外体内有火者忌食山药。此外，山药是偏补的药，甘平且偏热，体制偏热、容易上火的人也要慎食；有些人爱用山药涮火锅，若再配上麻辣小料，那更是热上加热，也最好少吃。

此外，我们在购买含山药的中成药时，也要注意他们的不适之症。例如，很多人把六味地黄丸作为保健药长期食用，它主治气血两虚，面色苍白，气短心悸，头晕自汗，体倦乏力，四肢不温，月经增多；但对于健康人群、阳虚、肾阴虚但脾胃功能不好的人不宜食用。

大枣

1. **大枣号称是“百果之王”、“天然维生素丸”，大枣的营养价值有那么大吗？**

答：大枣是鼠李科植物枣的干燥成熟果实，经晾、晒或烘烤干制而成，果皮红至紫红色。大枣自古以来就被列为“五果”(桃、李、梅、杏、枣)之一，历史悠久。据史料记载，在中国已有8000多年的种植、栽培历史。大枣为温带作物，适应性强具有耐旱、耐涝的特性，在民间一直视枣为“铁杆庄稼”“木本粮食”之一。

大枣中富含氨基酸、维生素、矿物质元素等多种营养成分。大枣中含约75%碳水化合物，3.3%蛋白质及5%～7%的多糖。大枣还含有人体所需要的18种氨基酸，其中包括成人体内不能合成的丙氨酸、苏氨酸、色氨酸、蛋氨酸、赖氨酸、缬氨酸，以及儿童体内必需又不能合成的组氨酸和精氨酸。大枣中含有丰富的维生素A、B族、C、E，以及维生素P和烟酸。尤其维生素C极为丰富，比苹果高70～100倍，比梨高140倍，甚至高于猕猴桃。研究还发现，大枣还含有环核苷酸等物质，能提高人体免疫力。同时，大枣还含有多种矿物质元素，如氮、磷、钾、钙、铁、铜和锌等，这些人体不可缺少的矿质元素，对于构成人体的组织结构、维持人体的体液平衡，对成人保健，以及促进儿童发育和提高其智力尤为重要。

不过，虽然鲜枣甜脆多汁、营养丰富，但其常温下几天的时间就会失去鲜脆的口感。为了方便保存，可以将鲜枣晒干制成干枣。但枣晒干后，不仅丢失了其中的水分，还少了溶于水的维生素C，对其他营养素也有一定影响。

2. **大枣营养价值这么高，但是市场上大枣种类繁多，它们之间营养价值有区别吗，应该怎样挑选呢？**

答：每年秋天是各种各样的枣上市的季节，大枣一共有700多个品种，不过，我们平时能吃到的只有几种。例如，灵宝大枣，有着极高的营养及药用价值；宁阳大枣，以其枣大极其甜而闻名；壶瓶枣，素有“八个一尺十个一斤”的美名；黄河滩枣，生长在距黄河50～1500m范围内的沙滩上；新郑大枣，素有“灵宝苹果砀山梨，新郑大枣甜似蜜”的盛誉；金丝小枣，无核，含糖量高，掰断可拉出丝；冬枣，甜脆适合鲜食，在冬、春上市；和田玉枣，营养和保健价值极高。

从营养价值上来说，不同种类的鲜枣之间，营养差别并不太大。相较于小枣，大枣的膳食纤维更丰富一些。枣经过烘干制成干枣以后，会破坏一些维生素C等物质，对别的营养成分也会有一定破坏。蜜枣中几乎不含维生素C。对于喜欢吃枣的人来说，根据个人口感选择不同的种类的大枣即可，但是因为枣的含糖量不同，糖尿病患者最好选择含糖量比较低的鲜枣。

不过，要想吃到地道的秋枣和冬枣，可不能太心急。一般来说，地道的秋枣在9月中下旬到10月上旬成熟，冬枣在10月中旬成熟。有些过早上市的枣，表面上看鲜红水灵，吃起来却有些发苦，而且不耐存放，这可能是用糖精泡过或喷了催熟剂，应注意鉴别。另外，挑枣时如发现红枣的蒂端穿孔或粘有深褐色的粉末，这说明枣已被虫蛀了，最好别买。

3. 大枣又能当水果吃，又能入药，属于药食同源，临床上，大枣主要应用于哪些方面，以及常与哪些药物配伍使用？

答：大枣作为药用时，在《神农本草经》即已收载，历代药籍均有记载。李时珍在《本草纲目》中说：枣味甘、性温，能补中益气、养血生津，用于治疗“脾虚弱、食少便溏、气血亏虚”等疾病。常食大枣可治疗身体虚弱、神经衰弱、脾胃不和、消化不良、劳伤咳嗽、贫血消瘦，养肝防癌功能尤为突出，有“日食三颗枣，百岁不显老”之说。

大枣在临床上主要有以下四个方面的功效。

健脾益胃：脾胃虚弱、腹泻、倦怠无力的人，每天吃大枣七颗，或与党参、白术共用，能补中益气、健脾胃，达到增加食欲、止泻的功效。大枣和生姜、半夏同用，可治疗饮食不慎所引起的胃炎如胃胀、呕吐等症状。

补气养血：大枣为补养佳品，食疗药膳中常加入大枣补养身体、滋润气血，提升身体的元气，增强免疫力。

养血安神：用大枣和甘草、小麦同用，如“甘麦大枣汤”，有养血安神、舒肝解郁之功，对女性躁郁症、哭泣不安、心神不宁、失眠等症有一定的治疗作用。

4. 在看病时，大夫经常嘱咐，回家熬药的时候加几个大枣做药引，这是为什么呢？

答：红枣补气血，健脾胃，最重要的是它和甘草是仅有的两个可以缓和药性的中药。所以大枣常被用于药性剧烈的药方中，以减少烈性药的副作用，并顾护脾胃气血使药物能够驱除邪气而不伤正气。例如，方剂“十枣汤”中，用大枣缓解甘遂、大戟、芫花等泻药的毒性，保护脾胃不受伤害。大枣做药引，一般选用干红枣。不过，是否需要使用大枣做药引，需要放多少枚大枣，您可是要遵从医嘱哟！

5. **大枣是滋补佳品，人人都可以服用吗？哪些人不宜服用及需要注意的问题？**

答：大枣老少皆宜，尤其是中老年人、青少年、女性的理想天然保健品，也是病后调养的佳品。特别适宜慢性肝病、胃虚食少、心血管疾病、脾虚便溏、过敏性紫癜、支气管哮喘、荨麻疹、过敏性湿疹、过敏性血管炎、气血不足、营养不良、心慌失眠、贫血、头晕等患者食用；此外，还适宜抑制肿瘤患者放疗、化疗而致骨髓不良反应者食用。大枣含有非常丰富的维生素C和维生素P，这两种维生素对预防高血压、高血脂、防癌有很好的作用。

但是，大枣味甘性温，食用过多会助湿生痰蕴热，有湿热痰热者不宜食用。另外，大枣含糖量高，糖尿病患者应慎食；大枣富含膳食纤维，促进胃肠消化，腹泻便溏者应慎用。

6. **食用大枣有什么需要注意的吗？**

答：⊕ 大枣虽好，可常食用，但不可过量，吃多了会胀气，因此应注意控制食量。

⊕ 大枣糖分丰富，不适合糖尿病患者吃；多吃大枣，没有喝水漱口，容易蛀牙。

⊕ 湿盛或脘腹胀满者忌食；湿热重、舌苔黄的人不宜食用。

⊕ 有宿疾、食积、便秘者不宜多吃；龋齿、牙病作痛及痰热咳嗽患者不宜食用。

⊕ 枣皮纤维含量很高，不容易消化，吃时一定要充分咀嚼，不然会影响消化。肠胃道不好的人一定不能多吃。

⊕ 体质燥热的妇女不适合在月经期吃大枣，否则会造成月经量过多。

7. **大枣存在饮食搭配的相宜相克吗？**

答：与大枣相宜的食物有：牛奶，补血、开胃、健脾；鲤鱼，滋补暖胃，强心补血；南瓜，补中益气，收敛肺气。冬瓜，减肥降脂。番茄，补虚健胃，益肝养血；荔枝，健脾止泻；核桃，补血强身；蚕蛹，健脾补虚，清退虚热；黑木耳，补血调经；党参，健脾益气，养胃；赤小豆，补益心脾，利水消肿；桂圆，补血、养血、安神；板栗，健脾益气，补血；糯米，治疗脾胃气虚。

与大枣相克的食物有：蟹，易患寒热病；虾，中毒；葱、蒜，消化不良。胡萝卜，失去原有的营养价值；鱼，消化不良。一般来说，水煮吃枣是明智之举，因为这样既不会改变进补的药效，也可避免生吃所引起的腹泻。

8. **除了当水果吃以外，我们日常生活中还可以怎样吃大枣呢？有哪些食疗方法？**

答：买回家的枣，吃法比较单一，除了干吃、煮粥以外，其实还有一些新的吃法，如蒸熟了吃、炒黄泡水、同姜煮汤等。煮熟的枣口感好，更容易消化；炒黄泡水适合办公室一族，比较方便；同姜煮汤适合风寒感冒的人饮用，做法比较简单，能够驱寒。

再为大家介绍几种大枣食疗的方法。

补脾养血、清心安神：晚饭后用大枣加水煎汁服用即可；或者与百合煮粥，临睡前喝汤吃枣，都能加快入睡。用鲜大枣 1000g，洗净去核取肉捣烂，加适量水用文火煎，过滤取汁，混入 500g 蜂蜜，于火上调匀取成枣膏，装瓶备用。每次服 15ml，每天 2 次，连续服完，可防治失眠。

驻颜祛斑、健美丰肌：大枣 10 枚，黑木耳 15g，冰糖适量。将大枣冲洗干净，用清水浸泡约 2 小时后捞出，剔去枣核。黑木耳用清水泡发，摘洗干净。把大枣、黑木耳放入汤盆内，加入适量清水、冰糖，上笼蒸约 1 小时即成。每天早、晚餐后各服一次，可以补虚养血。适用于血虚面色苍白、心慌心惊及贫血者食用。无病者食之，可起到养血强壮的保健作用。经常服食，可以驻颜祛斑、健美丰肌，并用于治疗面部黑斑、形瘦。注意湿痰及积滞者不宜多食。

补血调经、润肠通便：当归 15g、大枣 50g、白糖 20g、粳米 50g。先将当归用温水浸泡片刻，加水 200g，先煎浓汁 100g，去渣取汁，与粳米、大枣和白糖一同加水适量，煮至粥成。每天早晚温热服用，10 天为 1 个疗程。此粥具有补血调经，活血止痛，润肠通便的功能，适用于气血不足、月经不调、闭经痛经、血虚头痛、眩晕及便秘等症。

健胃养血、解郁除皱：生姜 500g、大枣 250g、盐 100g、甘草 150g、丁香 25g、沉香 25 克。共捣成粗末和匀备用。每次 15 ~ 25g，清晨煎服或泡水代茶饮，每天数次。此茶具有补脾、养血、健胃、安神、解郁之功效，久服令人容颜白嫩、皮肤细滑、皱纹减少。

健脾补血、清肝明目：大枣 50g、粳米 100g、菊花 15g，一同放入锅内加清水适量，煮至浓稠时，放入适量红糖调味食用。此方具有健脾补血、清肝明目之功效；长期食用可使面部肤色红润，起到保健防病的作用。

润肺健脾、止咳补虚：大枣 50g、水发黑木耳 100g、白糖适量。将水发木耳去杂质洗净，切成小块。大枣去核，一同放入锅中加清水适量煮至大枣、木耳烂熟，放入白糖调味即可食用。据本草记载，大枣具有润肺健脾、止咳、补五脏、疗虚损的作用，配以滋补强身的黑木耳，其补益、滋养、活血、养容的作用增强。常食能使面色红润、青春焕发，此汤尤益于女性。

冬虫夏草

1. **人们常说“补身三宝，人参、鹿茸和冬虫夏草”。冬虫夏草的药用历史是什么，能简要介绍一下吗？**

答：冬虫夏草是我国传统的名贵中药，与人参、鹿茸齐名，并列为三大补品。冬虫夏草为麦角菌科真菌冬虫夏草寄生在蝙蝠蛾科昆虫幼虫上的子座和幼虫尸体的干燥复合体。通俗地说，冬虫是一种受真菌感染而死亡的虫体，夏草是寄生在虫子头上的真菌子座。主产四川、西藏、青海、云南、贵州、甘肃等地。初夏子座出土，孢子未发散时挖取。晒至六、七成干，除去似纤维状的附着物（菌丝）及杂质，晒干或低温干燥。

早在1757年清代吴仪洛《本草从新》中就有记载。冬虫夏草主产于四川、青海、西藏自治区，且生长在海拔3000～4500m的高山草甸区，对环境要求高，目前尚不能实行人工种植。

2. **冬虫夏草是不是像传说中的包治百病的神药？它的功效有哪些？**

答：冬虫夏草虽然十分珍贵独特，但是它并不能包治百病。说某种药包治百病，那不过是神话，没有科学根据。目前看来，虫草的主要功效在于润肺、止咳、化痰和提高人体免疫力方面。说白了，冬虫夏草只是一味中药，并不是神药。

从中药的性味归经来看，冬虫夏草味甘性平，归肺、肾经；具有补肺益肾，止血化痰的功效。可用于久咳虚喘，劳嗽咯血，阳痿遗精，腰膝酸痛。

3. **冬虫夏草是滋补佳品，有哪些作用？人人都可以服用吗？**

答：冬虫夏草的功效是显著的，但是仍然有许多人不清楚如何应用才能取得事半功倍的进补效果。冬虫夏草的药性偏温，适合虚弱咳嗽的老人、小孩服用。然而也有人吃了名贵虫草后，出现许多不良反应，这就是人们常说的“不受补”，属于进补失当。因此在使用虫草之前必需正确认识冬虫夏草的功效和应用。适宜的人群有以下几种。

- 提高人体免疫力。适用于吸烟、酗酒、长期服用药物的人群；免疫功能低下，容易感冒、过敏的人群，中老年人，缺乏运动、身体虚弱的人群。
- 保肝护肾的作用。适用于患有急、慢性肾炎，肾衰，肾虚，尿毒症，糖尿病的人群；急、慢性肝炎，肝硬化的人群。
- 益肺、止咳化痰。适用于肺炎、肺结核、肺气肿、哮喘、慢性支气管炎的人群。

冬虫夏草入肺经，对于肺源性肿瘤的患者。

冬虫夏草性平力缓，能平补阴阳，所以也是年老体弱、病后体衰、产后体虚者的调补药食佳品。

冬虫夏草也不是老少都适合的。例如，①少年儿童就不宜用。因为它具有雄性激素样作用，对少年儿童可能导致早熟。②患有各类实症的人群不宜用，这类人食用虫草后不但不能达到治疗、保健的目的，而且会导致心烦、恶心、口角溢血等不良反应。③阴虚火旺的患者单独使用可能会加重病情。④外感或阳亢人群也不宜食用。

4. **服用冬虫夏草应注意什么？**

答：在使用冬虫夏草的时候应注意以下几项。

忌高温加热。60℃以上高温会破坏冬虫夏草所含的虫草素、活性酶等成分，这也就意味着破坏了冬虫夏草本身的药效。

注意足剂量使用。冬虫夏草对癌症患者的恢复和放化疗时的辅助作用是很强的，但服用足量是关键。《中华人民共和国药典》对冬虫夏草的建议服用量为3 ~ 9g。因此，足剂量使用是保证疗效的关键。

建议炖煮时用文火煮沸数分钟后当茶喝，或隔水炖服，既避免温度过高过久破坏冬虫夏草的活性成分，又能尽量杀灭冬虫夏草携带的致病物质。

5. **现阶段冬虫夏草炒得很热，需求量大却又资源有限，市场上经常有假冒冬虫夏草，真正的冬虫夏草有什么特点呢？**

答：冬虫夏草的经验识别，我们可以从虫的部分与草的部分分开来看。

从虫的部分看。

长度：冬虫夏草的虫体非常类似于蚕，并通过真菌子座和虫头部进行连接。虫体的直径为3 ~ 8mm，长度为3 ~ 5cm。

虫体表面：冬虫夏草的虫体表面有着比较显著的环纹，同时靠近虫头部的环纹相对比较细；环纹数量通常为20 ~ 30个，并且每3个环纹便构成1组，每组之间有序排列。腹面有足8对，位于虫体中部的4对，非常明显。

颜色：冬虫夏草的虫头部颜色为红棕色，尾部和蚕的尾部非常相似。虫体的颜色通常是深黄色或者黄棕色。

气味：冬虫夏草稍带有干燥腐烂虫体的腥臊味和掺杂有草菇的香气，这是冬虫夏草特有的味道。

从草的部分看。

冬虫夏草“草”的部分（即子座），色泽较深，呈现枯树枝的颜色，自虫体头部生出，上部稍膨大。长可达 4 ～ 7cm，直径约 0.3cm。

6. 冬虫夏草都产于四川、青海、西藏自治区，哪个地区的虫草更好？我们应该怎么挑选呢？

答：冬虫夏草根据产地把它分为青海草（青海省境内出产）、藏草（西藏自治区境内出产）、川草（四川省境内出产）等。其中以西藏虫草为上乘。西藏虫草与其他虫草的区别大致有以下几点。

从性状颜色上看，西藏虫草产地土质油黑，无论虫体大小，均粗肥而均，尾宽长（至少 5cm 以上），其他产地，虫体细度而尾细短；西藏虫草色黄揭而油润，色泽一致，其他产地虫草或色淡，或泛红而灰白，虫体大小也因产地土质不同而不一致；从性味上看，西藏虫草，虫和尾皆透体油润，有股浓酥油香味，其他产地冬虫夏草香味极淡，甚至只有草味，以手扪之，无油润感。

7. 我们常说的虫草就是冬虫夏草吗？还有其他种类吗？

答：虫草分很多种，分别有冬虫夏草、亚香棒虫草、新疆虫草、分枝虫草、人工虫草菌丝、金针虫草等很多种，广泛意义上的虫草，目前已发现有报道的四百多种。除冬虫夏草外的虫草，经常成为市场上冬虫夏草的伪品与混充品。

冬虫夏草常见混淆品之一——亚香棒虫草，除颜色比野生的藏冬虫夏草、川冬虫夏草、滇冬虫夏草发白，中部 4 足不太突出外，其他外表特征基本相同；在全国各地的药品交易会、农业博览会、药材市场、地摊等地方有时可见到此混淆品。经药理试验：人服用后，有呕吐、头晕等症状，不可作冬虫夏草代用。

另外，还有一些伪品和混充品也应值得注意。

例如，用蛹草、凉山虫草、地蚕等伪充冬虫夏草，用玉米粉、面粉、石青等经加工压膜伪充冬虫夏草。

劣质冬虫夏草：来源于一些使用冬虫夏草作原料的药品生产企业，在浸取冬虫夏草的有效成分后的完整子座和虫体，流入不法分子手中，经干燥，着色整理后出售。劣质虫草区别在于气极弱，虫体暗黄棕色，具菲薄的鳞片状表皮飞起，横切面“V”字横纹有或不甚明显，水洗或煎煮即褪色，或为淡黄白色，尝之味苦，其余特征与冬虫夏草相同。

8. **冬虫夏草为什么这么贵呢？买回来应该如何贮藏？**

答：虫草系“物以稀为贵”。由于生长地理的特殊要求及严格的寄生性，造成冬虫夏草资源极其稀少，加之采收的不易使得野生冬虫夏草资源本来就十分缺乏。再加上近几年无序的滥采滥挖，使虫草资源面临崩溃，据资料目前没有人工培植的冬虫夏草；另外源头被一些药商垄断炒作，所以冬虫夏草价格十分昂贵，已经数十倍于人参、鹿茸。

冬虫夏草应该密封低温储存，如不经过密封低温，不管怎样存放，都不能放置太长时间，会出现颜色的改变甚至发霉、虫蛀、粉化使疗效降低或消失。

9. **冬虫夏草都可以怎样服用？可以简单地介绍一下冬虫夏草的食疗方法吗？**

答：冬虫夏草可以使用炖、煮、磨粉、泡酒、熬汤等传统方式食用。常用食疗方法有以下几种。

泡水：取3g洁净冬虫夏草放入适宜容器中，加水适量，煮沸后放入杯中，将杯盖上，待水温适宜后饮用。代茶饮，每次取的冬虫夏草泡5～6遍，泡到最后一遍时喝完水再将虫草嚼服咽下。

研末冲服：每天取一定量冬虫夏草研末，用温水或淡盐水空腹送服，日服2～3次。

熬粥：将适量冬虫夏草洗净后与米一起下锅熬煮，待粥煮好后喝粥吃冬虫夏草。

泡酒：取冬虫夏草10～20g，度数较高的粮食白酒500ml，将冬虫夏草的捣碎，放入干净玻璃瓶中，倒入白酒，加盖密封置于阴凉处，经常摇动瓶子以促进有效成分充分溶出，两周后开启，过滤去渣，即可饮用，每天早中晚各1次，每次饮10～20ml。

煲汤。

冬虫夏草全鸭：病后虚弱，乏力的患者可以食用。

[原料] 冬虫夏草10g，老雄鸭一只，绍酒15g，生姜5g，葱白10g，胡椒粉3g，食盐3g。

[做法] 鸭在开水锅内略后捞出凉水洗净。将鸭头顺颈劈开，取8～10枚虫草纳入鸭头内，余下的虫草同姜、葱一起装入鸭腹内，放入容器加好佐料，用湿棉纸封严容器口，上笼蒸约1.5小时即成。

气锅乌骨鸡：妇女月经不调和性功能低下者可以服用。

[原料] 乌骨鸡1只、冬虫夏草10g、党参10g、黄精15g、熟地15g及玉兰片、

香菇、生姜、葱、黄酒、精盐、味精各适量。

[做法] 将洗净的鸡切块，与各料一起放汽锅内，加少许清水，上蒸锅蒸 2 ~ 3 小时。

⊕ 冬虫夏草炖老鸭。

[原料] 冬虫夏草 20g，水鸭一只 (1000g 左右)、熟地黄 60g、红枣 10 粒。

[做法] 将水鸭去毛、肠脏、头颈、脚，洗净后滴干水，冬虫夏草，熟地黄，红枣（去核）洗净，把熟地黄、红枣放入鸭腹内，把冬虫夏草插在鸭体内，将鸭放入炖盅内，加适量开水，炖盅加盖，文火隔水炖 3 个小时，调味即可。

龙眼肉

1. **龙眼与桂圆一样吗，都有什么营养价值呢？**

答：龙眼又名桂圆、元肉、益智、蜜脾等，为无患子科植物龙眼的假种皮，始载于《神农本草经》。龙眼在我国已有2000多年的栽培历史，李时珍说“食品以荔枝为美，滋益则龙眼为良”。作为滋补药品及保健食品，已有1000多年的应用历史，主产于广东、福建、台湾、广西、云南、贵州、四川等地。7～10月果熟时采摘，烘干或晒干，取肉去核晒至干爽不黏。桂圆因其种圆黑光泽，种脐突起呈白色，看似传说中“龙”的眼睛，所以得名。

现代研究表明，龙眼肉含葡萄糖、蔗糖、酒石酸、腺嘌呤嗡胆碱、蛋白质、脂肪、维生素（B_1、B_2、C、P）和钙、磷、铁等成分。作为三大营养素的蛋白质、糖、脂肪，龙眼肉均具备，而且所含的糖主要是葡萄糖，易于被人体吸收；而维生素P、维生素C能提高血管韧性；钙、磷、铁则为人体生理活动所必需，这些都是龙眼肉滋补功能的物质基础。

2. **龙眼肉有何功效？哪些人适宜吃龙眼呢？**

答：龙眼味甘、性温，入心、脾经，具有补益心脾、养血宁神、健脾止泻、利尿消肿等功效，适用于病后体虚、血虚萎黄、气血不足、神经衰弱、心悸怔忡、健忘失眠等患者。

适宜服用龙眼肉的人群有以下几类。

- 脑力劳动者：龙眼肉具有益气补血，增强记忆的作用，对工作压力大、容易失眠或记忆减退的上班族人群，常熬夜读书、精神耗损的学生有很好的功效。
- 易失眠者：龙眼肉具有安神定志作用，对失眠人群有安神补血，充实脑力的功效。
- 经期妇女、体弱者：龙眼肉具有养血补血作用，对妇女经期有补血功能。对脑力衰退、体弱人群可以安神补血，快速恢复体力。

3. **龙眼肉作为药食同源的药物，哪些人不适宜食用呢？**

答：有肺热者、孕产妇女不宜服用。

- 肺热者：龙眼肉性味甘温，滋腻，多吃容易滞气；肺热有黏痰不适合食用。
- 孕妇：妇女在怀孕期间最好别吃桂圆。中医认为，孕妇的主要生理变化是“阳常有余，阴常不足”。因为孕妇受孕后，阴血聚以养胎，大多导致阴血偏虚，阴虚常滋生内热，才往往出现大便燥结、心悸燥热、舌质偏红和肝火旺等症状。而龙眼肉性温，味甘，极易上火，孕妇吃后不仅增添胎热，而且易导致气机失调，引起胃气上逆、呕吐，日久则伤阴出现热象，引起腹痛，见红等先兆流产症状，甚至引起流产或早产。

产妇：产妇不宜多吃桂圆。产妇产后食用较大剂量龙眼肉时乳汁明显减少，而且子宫恢复不好、失血较多。有研究发现，龙眼肉的乙醇提取物无论剂量大小，均可明显降低雌性大鼠血清中催乳素的含量，而对雌二醇和睾丸素只在大剂量时才显著减少，但是可明显增加孕酮和促卵胞刺激素的含量，而对促黄体生成素无影响。

4. *在购买龙眼肉时如何分辨优劣？*

答：质量好的龙眼肉首先看外壳，质量好的龙眼肉（带壳）果壳呈黄褐色，壳硬且脆，捏之易碎，体大均匀，色泽黄亮；质量差的桂圆干呈暗褐色，色泽不均匀，往往有深浅不一的色斑块。明霉易识别，只要视果壳蒂口有无白点，白点越多，霉变越严重；暗霉不易识别，往往是霉变鲜果加工成干龙眼，只能凭果壳是否萎蔫来判断。其次看果肉：肉厚软润，味甜清香的为优质干桂圆。质量好的龙眼肉果肉呈透明褐缩状，有光泽，表面皱纹明显，黏稠性强，肉质柔韧，耐煮。质量差的龙眼肉果肉色泽暗褐不透明，光泽性、黏稠性差，摇动干果时有明显响动，肉质软，水煮易烂。

劣质的龙眼肉有以下几种。

掺砂品，是将干净的龙眼肉洒上细砂混匀以增重。掺砂的龙眼肉嚼之带砂粒感。

掺红糖，是将干燥的龙眼肉喷洒浓红糖水后，再干燥。掺糖的龙眼肉表面呈褐棕色，手拈之可见有大量的砂糖颗粒，嚼之味极甜。

掺山萸肉，是将山萸肉用浓红糖水垠后与干净的龙眼肉混合，将两者混匀，使其结成块状。本品颜色黑褐色，口尝味酸涩，而不具备龙眼肉表面黄棕色、半透明、味浓甜而特殊的性状。

虫蛀、霉变品，是将虫蛀、霉变的龙眼肉用水洗净后用红糖垠后再干燥。本品肉质薄、手拈之可见有砂塘颗粒，并不具备龙眼肉色棕黄、味浓甜之特殊的性状。霉变龙眼肉对人体有害，不可食用。

5. **购买龙眼肉后该如何保存？**

答：龙眼肉是新鲜龙眼肉晒干或烘焙而来，故如想较长时间保存而不坏，首先购买的时候就要尽量挑选干爽的成品，购买回来之后，放入密封性能好的保鲜盒、保鲜袋里，存放在阴凉通风处，必要的时候可放入冰箱冷藏保存。

6. **食用龙眼肉有很多好处，除了干吃以外，能不能介绍几种食用方法？**

答：为大家介绍几种龙眼肉常用的食疗方法。

改善睡眠：龙眼肉 15g，酸枣仁 6g，泡开水一杯，于睡前当茶饮用。常服能使神经衰弱者改善睡眠，增强记忆力。

补益：龙眼肉、当归、枸杞子各 15g，鸡肉 250g，共炖，吃肉饮汤。有补益功效，宜于年老气血虚弱，产后体虚乏力，营养不良引起的贫血等症。

治疗脾虚：龙眼肉 14 粒，生姜 3 片，煎汤饮，可治脾虚所致大便溏泄，面色萎黄，神疲倦怠，不思饮食等症。

少白头、贫血：龙眼肉、制首乌、鸡血藤各 250g，加米酒 1500g，浸 2 个月后服用，每天早晚各 20g 主治头发早白、贫血面黄、神疲乏力等症。

癌症辅助治疗：龙眼肉 15g，绿茶 2g，置茶杯中加入沸水浸渍，加盖 15 分钟，随时饮用。宜于病后气血虚弱，心悸失眠，以及癌症患者气血不足，或手术后贫血，免疫功能低下或白细胞减少等症。

或：龙眼肉 50g，红枣 10 枚，粳米 100g，同煮粥食用。可用于肿瘤兼见心悸、失眠、健忘，或化疗后白细胞下降者。

滋补肝肾、益气补血：龙眼肉、枸杞、制黄精各 10g，加水煮沸后约 15 分钟，再打入鸽蛋 4 只，冰糖 50g，同煮至熟食用。功能滋补肝肾，益气补血，宜用于肺癌干咳，气血两亏者。